すべての歯科医師のための

臨床解剖学に基づいた
Comprehensive Dental Surgery

Clinical oriented anatomy:
A comprehensive text for dental surgery

編者代表
岩永　譲

編
伊原木聰一郎
築山　鉄平
丸尾　勝一郎

医歯薬出版株式会社
http://www.ishiyaku.co.jp/

This book was originally published in Japanese
under the title of :

RINSHOKAIBOGAKU-NI MOTODUITA COMPREHENSIVE DENTAL SURGERY
(Clinical Oriented Anatomy: A Comprehensive Text for Dental Surgery)

Editors :
  IWANAGA, Joe et al.
  IWANAGA, Joe
    Kurume University School of Medicine
    Seattle Science Foundation

© 2017 1st ed.

ISHIYAKU PUBLISHERS, INC.
  7-10, Honkomagome 1 chome, Bunkyo-ku,
  Tokyo 113-8612, Japan

Foreword

Dentistry is a profession that is rich in history. Remains of teeth dating back from 7,000 B.C. display evidence of holes created by primitive dental drills. One of the first writings of dentistry was a Sumerian text dating back to 5,000 B.C. describing how "tooth worms" were the cause of dental decay. Obviously, the profession of dentistry has come a long way from the notion of "tooth worms" over the intervening 9,000 years ? this includes the use of x-rays, local anesthetics, the handpiece, dentures, toothbrush, toothpaste, and many, many more advances.

As the profession grew, so did the various disciplines of dentistry. It was only a little over 100 years ago when G.V. Black published his 2 volume text on Operative Dentistry. Since that time, numerous excellent texts in Dentistry have been published which serve to provide foundational clinical and/or basic science knowledge. These textbooks cover periodontics, prosthodontics, endodontics, oral surgery, and orthodontics to name a few specialty disciplines.

Today`s general dentist faces a plethora of advanced clinical cases every day. An example has been the advent of dental implants. Many general dentists are learning to place dental implants as well as restore dental implants. To do so, an extensive knowledge of the anatomy and clinical dentistry is paramount.

This is why "Clinical oriented anatomy: A comprehensive text for dental surgery" by Joe Iwanaga, D.D.S., Ph.D. is the textbook for the general dentists. This textbook has been written to assist general dentists that wish to undertake these advanced techniques. It is divided into 14 clinical chapters that provide key points, thorough anatomical reviews, step by step procedures (where appropriate), and a very thorough literature review of each chapter to provide the reader additional resources.

I highly recommend this textbook to you! It is an extremely valuable resource to all general dentists that want to expand their clinical skills.

Neil S. Norton, Ph.D.
President, American Association of Clinical Anatomists, 2015-2017
Author of "Netter's Head and Neck Anatomy for Dentsitry"
Associate Dean of Admissions
Professor of Oral Biology
School of Dentistry
Creighton University

序文に寄せて

　歯科医学は歴史の豊かな専門分野です．原始的な歯科用ドリルにより紀元前7000年に人工的に開けられた穴が残っている歯が見つかりました．歯科医学に関する最古の記録の一つは，紀元前5000年のシュメール人によるものであり，どのように「歯の虫」が齲窩を作るかというものでした．そう，歯科医学は「歯の虫」という概念から9000年という長い歴史をたどってきたのです．そしてその長い歴史のなかで，歯科医学はX線や局所麻酔，ハンドピース，義歯，歯ブラシ，歯磨剤，そしてさらに多くの発展を遂げてきました．

　歯科医学の専門性が増すにつれ，さまざまな専門分野が生まれてきました．G.V.Blackが歯科保存学に関する2巻の教科書を出版したのが，わずか100年と少し前のことです．それ以来，歯科に関する非常に多くのすばらしい教科書により，ベースとなる臨床的または基礎科学の知識が提供されてきました．こういった教科書は，いくつかの専門分野の概念を表現している歯周治療学，補綴学，歯内療法学，口腔外科学，そして歯科矯正学など多岐にわたっています．

　今日，一般歯科医は日々高度な症例に直面しています．一つの例がデンタルインプラントの出現です．多くの一般歯科医がインプラント埋入だけでなく，インプラント修復補綴についても学ぼうとしています．そのため，解剖学や臨床歯科医学の広範な知識が非常に重要となります．

　これこそが，岩永譲先生の「すべての歯科医院のための臨床解剖学に基づいたComprehensive Dental Surgery」が一般歯科医のための教科書である理由です．この教科書は，こういった高度な技術を身につけたいと考える一般歯科医をサポートするために，執筆されました．解剖学的レビュー，段階的な術式，そして読者へさらなるリソースを提供するための，徹底的な論文レビューを通じ，キーポイントを伝える14の臨床的なチャプターから成り立っています．

　私はこの著書を強く推薦いたします！　臨床技術の向上を望む，すべての歯科医師にとって，きわめて価値のあるリソースとなることでしょう．

Neil S. Norton, PhD
2015～2017年　アメリカ臨床解剖学会会長
ネッター頭頸部・口腔顎顔面の臨床解剖学アトラス　著者
クレイトン大学歯学部副入学審査部長，口腔生物学講座教授
（編者訳）

推薦のことば　−イメージをもつことの重要性−

　医療を学ぶ学生が必ずぶつかる最初の大きな壁である「解剖学」．学生の頃にあれだけ高い壁だったのにもかかわらず，卒業後はほとんどの先生が「臨床には解剖の知識が不可欠だ」と感じているように思われます．

　学生だけでなく現役の医師・歯科医師からも，私自身が解剖医としてよく聞かれる質問に「どうやって複雑な解剖を理解するのか」といった内容があります．解剖を学ぶにあたって重要なことの一つに，『しっかりとしたイメージをもつ』ことが挙げられます．イメージをもつためには，さまざまな角度からの観察が必要（もちろん解剖実習も含め）であり，複数の視点から一つの構造を見つめることで，難解な解剖が紐解かれるように理解できるのではないかと思います．本書はまさに，解剖・臨床をさまざまな角度から観察した写真を多数掲載しており，『しっかりとしたイメージをもつ』ためにはこれ以上にない最適の書です．本書を読むことで，読者の皆さんは今までの教科書にない写真を発見し，よりイメージを深めてくれることと思います．

　本書はまた，日本国内や世界各地で活躍する，臨床解剖・臨床各分野の次世代を担う専門家が，それぞれの専門分野に対し最後まで妥協せず議論を交わしあい，作りあげた渾身の一冊です．必ずや読者の日常臨床の一助となると確信しています．本書を通じて「臨床解剖」が全国の歯科医師に普及することを期待しています．

2017年2月

久留米大学医学部解剖学講座 肉眼・臨床解剖部門　教授

山木宏一

推薦のことば

　本書は，国内学の臨床，研究の最先端で活躍している新進気鋭の若手歯科医師と医師15名による臨床解剖と手術の本です．

　歯科医療の近年の進歩は目覚ましく，再生医療の概念の導入やマイクロスコープやCBCT，超音波骨切削器具といった機器の普及等で，これまでは不可能であった手術が可能になり，また高い精度で安全に手術することが求められています．類書はあまたあり，名著といわれるものも少なくありません．手術の基本や原則は今も変わらず不変であるとはいえ，新しい概念や手技，機器についての記載がないという点では，少し古くなったものもあります．本書は，臨床に直結した基礎を学んだ者と臨床の最前線で最新の手技を実践している若手歯科医師による本で，歯科手術の「いま」を知るのに格好の良書です．

　本書の特徴は，① 症例，手術の種類が豊富であること，② 写真，イラストがきれいでわかりやすいこと，③ 解説がきめ細かく丁寧でわかりやすいことです．学生はもとより研修医，開業医が手術を学ぶにあたって最初に手に取るべき本であり，そして手放せなくなる本です．今後も著者たちの臨床経験と新しい知見が加えられて，版を重ね永く読み継がれていくことを確信しています．

2017 年 2 月

公立学校共済組合 九州中央病院歯科口腔外科 部長
日本口腔外科学会認定専門医・指導医
九州大学歯学部臨床教授
熊本大学医学部臨床教授

堀之内康文

「ありそうでなかった」教科書を目指して

　口腔外科医として臨床解剖の分野に本格的に足を踏み入れ数年が経過したが，解剖に関する論文を読み進め，また解剖体をCBCTやマイクロスコープで詳細に観察すればするほど，臨床で（実際に）外科手技を行うことに難しさを感じるようになり，一方で自分が手に入れた臨床解剖に関する知識を口腔外科医にかぎらず，一般開業医の先生方にも知ってほしいという気持ちを，強く抱くようになってきた．

　近年，インプラント外科や歯周外科が一般開業医でも広く行われるようになり，毎週のように全国各地で研修セミナーが開催されている．また，そういったセミナーには必ずと言っていいほど解剖の講義が含まれており，筆者自身も学ぶことが多い．しかし，時間の制約もあって，学生時代に習った内容の確認が中心となる．もちろん，復習が重要であるのは言うまでもないが，臨床医はさらにアドバンスな，術式ごとの臨床現場に合わせた解剖も必要となるのではないか．そういった背景もあり，本書では「臨床医が安心して手術するための解剖学」といった視点から編集を行った．

　本書には，今までの成書にあまりない角度から見た解剖の写真やイラストを多く掲載しており，難解な解剖をできるかぎり簡単に理解できるよう心がけた．また，その解剖が臨床とどう直結するのかをわかりやすく解説した．さらに，口腔に関する外科（口腔外科，歯周外科，インプラント外科，外科的歯内療法，形成外科など）のそれぞれの分野の専門家に，外科治療の適応や術式，術後管理まで含め，詳細に解説してもらった．歯科医師，歯科衛生士のみならず，学生でも読みやすく，そして一度臨床を始めたら必ず手元に置いておきたい，今まで「ありそうでなかった」一冊になったと確信している．

　最後になるが，本書に推薦文を寄せていただいたDr. Neil S. Norton，堀之内康文先生，解剖医としての恩師であり推薦文を寄せていただいた山木宏一教授，口腔外科の基礎を一から教えていただいた楠川仁悟教授，臨床解剖に関する多くのアドバイスをいただいたDr. R. Shane Tubbsをはじめ，ご執筆いただいた多くの共著者の先生方，関係者各位，献体された故人ならびそのご遺族の方々に，感謝の言葉を述べたい．

2017年2月

久留米大学医学部解剖学講座 肉眼・臨床解剖部門／歯科口腔医療センター
Seattle Science Foundation

岩永　讓

Contents

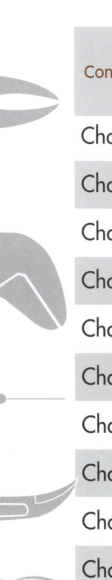

Chapter 1	臨床医のための口腔解剖
Chapter 2	外科手術の原則と基本手技
Chapter 3	歯科治療における出血と止血
Chapter 4	局所麻酔
Chapter 5	下顎埋伏智歯抜歯
Chapter 6	歯根嚢胞（直視下手術）
Chapter 7	Endodontic Microsurgery
Chapter 8	歯周外科治療
Chapter 9	インプラント
Chapter 10	舌強直症
Chapter 11	自家歯牙移植・再植
Chapter 12	完全脱臼永久歯の再植
Chapter 13	膿瘍
Chapter 14	レーザー

索引

岩永　譲	10
渡部功一	20
竹内尚士，福岡宏士	28
奥井達雄，伊原木聰一郎，岩永　譲	36
伊原木聰一郎，吉岡德枝，岩永　譲	44
飯田昌樹	56
嘉村康彦	62
築山鉄平	70
丸尾勝一郎	92
伊原木聰一郎	114
芝　多佳彦，松下祐樹	118
岩永　譲，白本幸士，松下祐樹	134
飯田昌樹，喜久田翔伍，岩永　譲	142
福岡宏士，竹内尚士	150
	160

Chapter 1
臨床医のための口腔解剖

岩永　譲

Point

☑ 正常解剖以外にもバリエーションの存在を知ることが重要である．
☑ CBCTを読影するためには解剖の知識が不可欠である．
☑ 同じ構造でもさまざまな角度から観察すると理解が深まる．

概要

　本章では，一般開業医が日常診療における外科処置で頻繁に扱う部位の解剖学的構造，特にその正常構造および頻度の高いバリエーションに焦点をあてて解説する．なお，原則的に写真では静脈を除去している．

下顎骨

1）下顎孔

　下顎枝内面の，上下的にも前後的にもほぼ中央にある孔で下顎管の入口である．すぐ前方には下顎小舌があり蝶下顎靱帯が付着している．翼突下顎隙（下顎骨内面と内側翼突筋に囲まれる隙）に位置し（図1），下歯槽神経および動静脈が通過する（図2）．下顎孔伝達麻酔を行う際に狙うべき孔である（38～40ページ参照）．

2）下顎管

　下顎孔から10mmほど進むと，下顎管は明らかな緻密な壁構造をもたず，歯槽などへ向かう神経血管束を分枝するため多孔性の構造を呈するようになる（図3）[1,2]．下顎管内部には下歯槽神経血管束が走行し，下顎のすべての歯に血液・神経を供給し下顎小臼歯付近でオトガイ孔に向かう枝と下顎骨前歯部への枝である切歯枝に分かれる．下顎管の構成は神経がその大半を占め，動脈静脈は相対的に見ると非常に小さい（図4）[3]．

　下顎管の頰舌的な位置は智歯付近では正中よりもやや舌側を走行し，第一大臼歯付近では舌側壁に最も近い位置を走行するが，オトガイ孔への枝を出す直前に急激に頰側に近づく（図5）．下顎管のバリエーションとしては2または3つに分かれた下顎管（bifid mandibular canal；BMC, trifid mandibular canal；TMC）の報告[4]があるが，臼後管（54ページ参照）との区別が明記されていない論文もあるため，一部の研究で

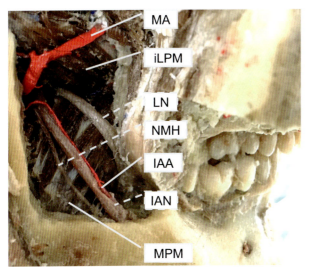

図1 翼突下顎隙
右側下顎枝の大部分を除去し内側を観察．IAA：下歯槽動脈，IAN：下歯槽神経，iLPM：外側翼突筋下頭，LN：舌神経，MA：顎動脈，NMH：顎舌骨筋神経，MPM：内側翼突筋

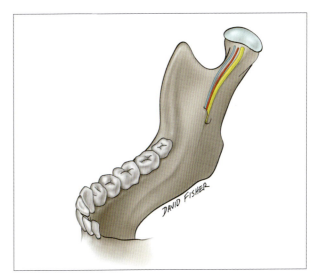

図2 下顎孔

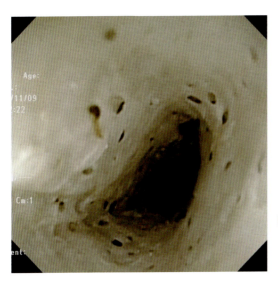

図3 下顎管内部構造
乾燥下顎骨を内視鏡により観察．多数の小孔が確認できる

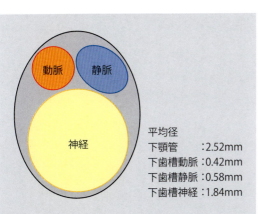

図4 下顎管の構成要素

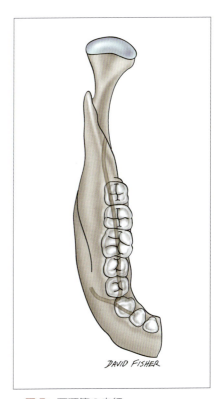

図5 下顎管の走行
平均的に舌側寄りを走行する

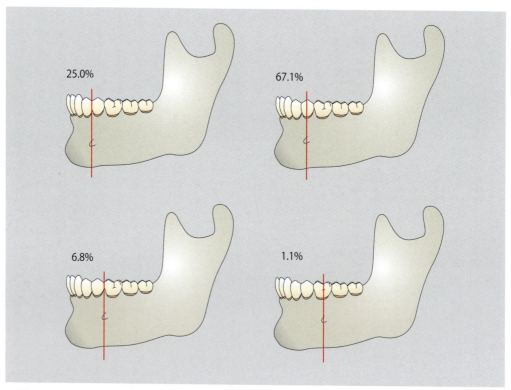

図6 オトガイ孔の位置
75％の下顎骨において，オトガイ孔は第二小臼歯もしくはその後方に位置する（文献7をもとに作成）

は混同されている可能性がある．しかし，Naitohらは BMC を大きく4つに分類し，BMC のサブタイプとして臼後管を位置づけた[5]．臨床的には CBCT で大きな BMC を確認できた場合は原則として「損傷は可及的に避ける」べきであろう．また非常にまれではあるが，下顎管外側の皮質骨が一部裂開していたという報告[6]もある．

3) オトガイ孔

下顎第二小臼歯直下（もしくはその前後）に開く孔（図6）[7]．オトガイ神経および動静脈が通過する．下顎臼歯部付近の外科を行う際に最も注意すべき構造である．

孔の位置については，CBCT での研究では解剖体での研究と結果が異なり，第一，第二小臼歯間に存在することが多い．これはほとんどの解剖体での研究では骨削合を行っておらず，小臼歯の根の遠心への湾曲を考慮に入れていないことが原因だとされる．一般的には下顎管から切歯枝と分かれた後にアンテリアループを形成し，後上方に向かって開口していることが多い．

分岐部よりも前方の下顎骨の中には，細いが切歯枝（神経，動静脈）が走行する．歯牙の喪失に伴いさらに細くなる．オトガイ孔を出た後，オトガイ神経は3～4本に分枝し，下唇，口角，オトガイ領域（細いが歯肉枝も存在する）に分布する（図7）．

オトガイ孔周囲での骨膜減張切開や歯槽粘膜に達する縦切開には注意が必要である．

臨床医のための口腔解剖

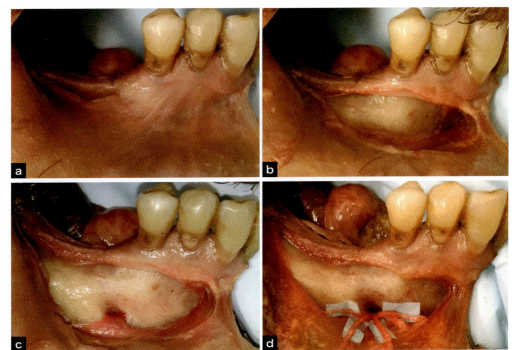

図7 オトガイ神経
a：切開前
b：横切開（全層弁）
c：オトガイ孔は骨膜に覆われている
d：オトガイ孔周囲の骨膜を除去し，4つのオトガイ神経の枝を剖出．動脈は除去されている

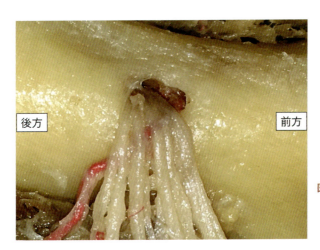

図8 無歯顎におけるオトガイ孔
多数の神経束からなるオトガイ神経と，1本の細いオトガイ動脈（骨膜は除去されている）

　万が一，骨膜剥離中にオトガイ孔を認めた場合でも，オトガイ神経血管束は骨膜に覆われているため（図7），慎重に操作を行うことで損傷を避けることができる．しかし，オトガイ孔の損傷を恐れるあまりに術野の明示が不十分になり，結果的に過度の牽引による損傷を引き起こすこともあるため，術野の確保のためには十分な切開と剥離が重要である．また多くの成書では下歯槽神経・動脈，オトガイ神経・動脈が同等もしくは動脈が太いかのように描かれているが，下顎管の構成要素と同様，実際には神経が太く動静脈とは明らかな差がある（図8）．しかし，臨床においてオトガイ動脈の損傷を避けなければならないことには変わりはない．

4）副オトガイ孔

オトガイ孔周辺に位置し，下顎管と連続し，かつオトガイ孔よりも小さい副孔であり[8]（図9），その中には神経のみや血管のみ場合もあればどちらも含まれる場合もある．2.0〜14.3％の下顎骨に存在する．その好発部位は報告によってさまざまであり一定ではない．前方よりも後方に多く見られるとする報告が多いが，大きな副オトガイ孔は前上方に多いとする報告がある．オトガイ孔からやや離れた位置での大きな副オトガイ孔には大きな動脈が含まれている場合もある．また，CBCTの専用viewerによるsurface renderingだけでは小さな孔が観察されないとする報告もあるため，3D再構築画像だけでなく，読影の最初の段階で必ず各スライスで副孔の存在を確認しなければならない[1]．

5）オトガイ孔欠損

過去に数例のみの非常にまれな例ではあるが，CT上でも術中所見でもオトガイ孔が認められなかったという症例が報告されている[9]．

6）舌側孔

CBCTおよび解剖学的な研究により，形態学的にはおおよそは明らかになってきた．正中に存在する（正中）舌側孔（図10）と，両側犬歯から臼歯部にかけて存在する側

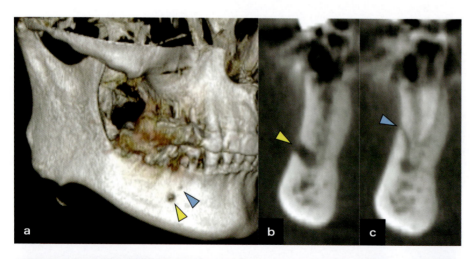

図9　オトガイ孔と副オトガイ孔
a：3D-CT，b,c：オトガイ孔，副オトガイ孔ともに下顎管との連続性が確認できる（黄矢頭；オトガイ孔，青矢頭；副オトガイ孔）

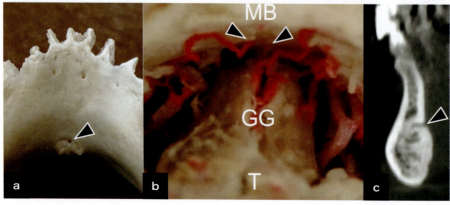

図10　舌側孔
a：乾燥下顎骨
b：下顎前歯部舌側の骨膜を剥離．下顎骨正中へ入る動脈の細枝が確認できる（GG；オトガイ舌筋，MB；下顎骨，T；舌）
c：CT（正中矢状断）

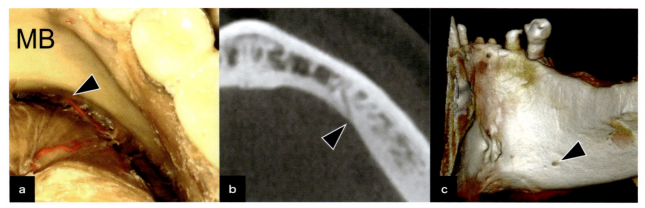

図11 側方舌側孔
a：下顎小臼歯部舌側の骨膜を剥離．下顎骨内へ入る動脈の細枝が確認できる
b：CT（水平断）．側方舌側孔（矢頭）が確認できる
c：3D-CT

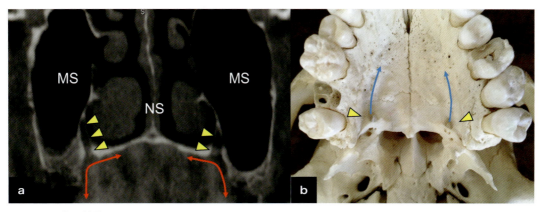

図12 大口蓋孔
a：上方から口腔底を観察．CT（冠状断）．下行口蓋動脈から分岐した大口蓋動脈が大口蓋管（黄矢頭）を下り，大口蓋孔から出てくる．口蓋骨水平板と上顎骨の立ち上がりの境界（赤矢印）に大口蓋孔は形成される（大口蓋管はそれぞれの骨の大口蓋溝が合わさって形成される）．MS；上顎洞，NS；鼻中隔
b：上顎智歯根尖方向に大口蓋孔（黄矢頭）が位置し，口蓋溝に沿って神経血管束は前方に進む（青矢印）

方舌側孔（図11）がある．90％以上の下顎骨には最低一つ以上の舌側孔などの副孔が存在するとされている[10]．舌下動脈，オトガイ下動脈の枝，吻合枝などが通過するが，その吻合のパターンは複雑であり，一概にどちらの枝だけが侵入しているとは言えない[11]．径が1mm以上の舌側孔もしくは側方舌側孔は，それぞれ13％程度の下顎骨に存在する[12]ため，CTの読影には注意を要する．

上顎骨および口蓋骨

1）大口蓋孔

　大口蓋孔は口蓋骨水平板と上顎骨の境界に形成され，大口蓋神経動静脈が通過する．臨床的には口蓋の形態（深さ）により大口蓋孔の位置を推測する基準が変わる（88～89ページ参照）が，2つの骨の境界線である骨の立ち上がりの部位に位置すると考えるとイメージしやすい（図12）．

Chapter 1

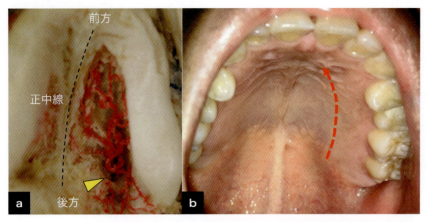

図13 大口蓋動脈と大口蓋孔
a：無歯顎での大口蓋動脈の走行．大口蓋孔（黄矢頭）から前下方に出た大口蓋動脈は骨に沿いながら前方に向かう
b：口蓋骨水平板と上顎骨の立ち上がりの境界を意識して触診すると，CTがなくてもある程度走行（赤矢印）を予測することは可能である

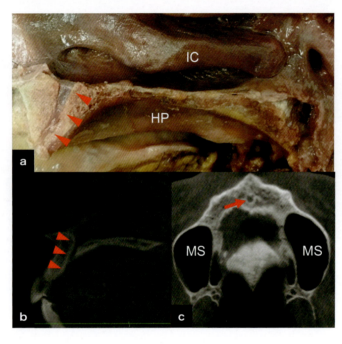

図14 切歯孔
a：正中矢状断（鼻中隔は除去している）
b：正中矢状断（CT）
c：水平断
（HP；硬口蓋，IC；下鼻甲介，MS；上顎洞）

　上顎智歯が完全萌出している症例にかぎっては90％以上が智歯歯冠の根尖方向に位置するというCBCTでの研究もある[13]．大口蓋動脈（神経）本幹は多数の枝を出しながら口蓋溝を前方に走る（図13）．重要なことは，枝ではなく本幹の損傷を避けることである．

2）切歯孔

　一般歯科臨床では偶発症としてはあまり大きな問題となることが少ない構造ではあるが，特に上顎正中過剰埋伏歯の抜歯やインプラント外科を行うにあたり，知っておかなければならない解剖学的構造の一つである．鼻中隔の両側を左右の鼻口蓋神経，蝶口蓋動脈が前下方に進み，口腔と鼻腔をつなぐ鼻口蓋管（切歯管）を通り，口蓋前方にある切歯孔に到達する（図14）．

3）上顎洞

　顔面頭蓋にある4つの副鼻腔のうちの一つで，上顎骨に存在する．上顎臼歯部の根尖付近に位置し，しばしば根尖が上顎洞に突出している（図15）．また，上顎洞に分布する栄養血管については近年インプラントの普及に伴いCBCTによる研究が盛んに行われるようになった（図16）．

　前および中上歯槽動脈は眼窩下動脈から，後上歯槽動脈は顎動脈からそれぞれ分枝し，上顎洞に栄養を供給する（図17）．それらの多くは互いに側壁内で吻合し上顎の歯や歯肉にも栄養を供給する（111〜113ページ参照）．

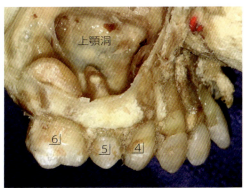

図15 歯根が上顎洞に突出（上顎洞底粘膜は除去している）

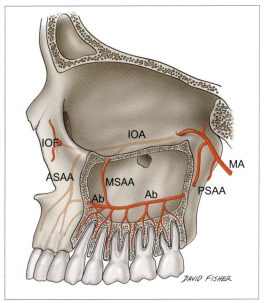

図16 上顎洞
上顎洞および上顎歯への血液供給を行っている．Ab：吻合枝，ASAA：前上歯槽動脈，IOA：眼窩下動脈，IOF：眼窩下孔，MA：顎動脈，MSAA：中上歯槽動脈，PSAA：後上歯槽動脈

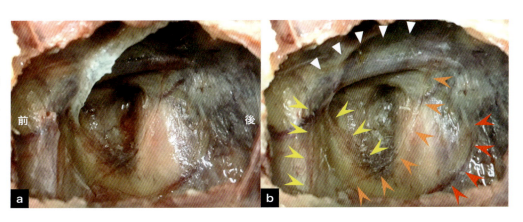

図17 右側上顎洞内腔を正中から外側に向かって観察
a：上方に隔壁が存在する
b：隔壁を除去（白；眼窩下動脈，黄；前上歯槽動脈，橙；中上歯槽動脈，赤；後上歯槽動脈）

Chapter 1

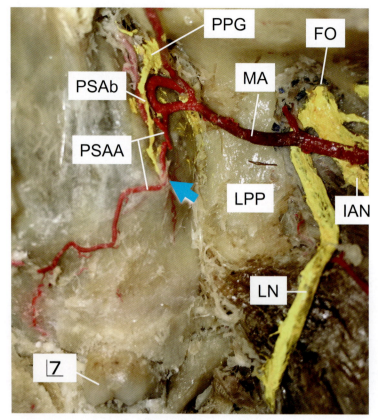

図18　左上顎洞後壁，左翼口蓋窩および側頭下窩
　　眼窩下神経後上歯槽枝が下行し，後上歯槽動脈と同じ高さで骨内に侵入しているのが確認できる（矢印）．黄；神経，赤；動脈，FO；卵円孔，IAN；下歯槽神経，LN；舌神経，LPP；翼状突起外側板，MA；顎動脈，PPG；翼口蓋神経節，PSAA；後上歯槽動脈，PSAb；眼窩下神経後上歯槽枝

　また，眼窩下神経後上歯槽枝も上顎洞後壁にある歯槽孔から歯槽管内に侵入するが，これは前・中上歯槽枝とともに神経叢を形成し，主に上顎の大臼歯の知覚を司る．上顎結節伝達麻酔の対象となる神経である（40〜42ページ参照）．数枝に分かれて骨内に侵入するが，一部は骨内に入らず直接歯肉に分布する（図18）．

口腔底

1）舌神経と口腔底

　翼突下顎隙では下歯槽神経とは別々に前下方に進み，臼後部において舌側骨壁の近傍を走行していることが知られている（図19）．骨とは骨膜を介してほぼ接している部位もあるため，特に後方では骨膜を損傷しないように注意を要する．さらに前方に進み骨から離れた舌神経は顎舌骨筋上（口腔底の粘膜下）を前内方に進む．そこで顎下腺管の下を舌神経本幹がくぐるように前内方に進む．その付近で舌下腺や舌に複数の枝を分枝する（図20）．

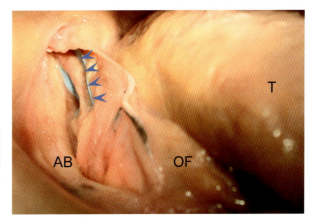

図19 無歯顎における舌神経
右側下顎骨臼後部の舌側骨壁近傍を舌神経が走行している（青矢頭）．写真では骨膜下に全層弁で剥離した後に粘膜側の骨膜を除去している（AB；歯槽堤，OF；口腔底，T；舌）

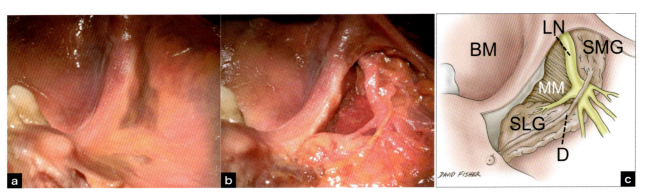

図20 口腔底
a：右口腔底，b：口腔底粘膜および脂肪組織のみ除去，c：bのシェーマ（BM；頬粘膜，D；顎下腺管，LN；舌神経，MM；顎舌骨筋，SLG；舌下腺，SMG；顎下腺）

文献

1) Iwanaga J, et al. A novel method for observation of the mandibular foramen: application to a better understanding of dental anatomy. 2017; in press.
2) 野間弘康ほか編．カラーグラフィックス 下歯槽神経・舌神経麻痺 第2版．医歯薬出版，2010．
3) Yu SK, et al. Anatomical configuration of the inferior alveolar neurovascular bundle: a histomorphometric analysis. Surg Radiol Anat. 2016; 38(2): 195-201.
4) Villaça-Carvalho MF, et al. Prevalence of bifid mandibular canals by cone beam computed tomography. Oral Maxillofac Surg. 2016; 20(3): 289-294.
5) Naitoh M, et al. Observation of bifid mandibular canal using cone-beam computerized tomography. Int J Oral Maxillofac Implants. 2009; 24(1): 155-159.
6) de Souza Tolentino E, et al. Uncommon trajectory variations of the mandibular canal and of the mandibular incisive canal: case report. Surg Radiol Anat. 2013; 35(9): 857-861.
7) 上條雍彦．口腔解剖学 1 骨学．アナトーム社，1965．
8) Naitoh M, et al. Demonstration of the accessory mental foramen using rotational panoramic radiography compared with cone-beam computed tomography. Clin Oral Implants Res. 2011; 22(12): 1415-1419.
9) Ulu M, et al. Unilateral absence of mental foramen with surgical exploration in a living human subject. Case Rep Dent. 2016; 2016: 1971925.
10) Salinas-Goodier C, et al. Prevalence and location of accessory foramina in the human mandible. Oral Radiology. 2016; 32(2): 72-78.
11) Nakajima K, et al. Composition of the blood supply in the sublingual and submandibular spaces and its relationship to the lateral lingual foramen of the mandible. Oral Surg Oral Med Oral Pathol Oral Radiol. 2014; 117(1): e32-38.
12) Wang YM, et al. Evaluation of location and dimensions of mandibular lingual canals: a cone beam computed tomography study. Int J Oral Maxillofac Surg. 2015; 44(9): 1197-1203.
13) Ikuta CR, et al. Position of the greater palatine foramen: an anatomical study through cone beam computed tomography images. Surg Radiol Anat. 2013; 35(9): 837-842.

Chapter 2
外科手術の原則と基本手技

渡部功一

Point

☑切開線を決定する場合は，術後の傷の変化や手術部位の血行形態を常に考える必要がある．

☑組織の剥離には鈍的剥離と鋭的剥離がある．これらはそれぞれ利点，欠点があるため，目的に応じて適宜使い分ける．また，剥離方法によって使用する器具も異なる．

☑縫合は，創の断端同士が解剖学的に正しく接するようにすることが重要である．通常は単一結節縫合が行われるが，創を合わせにくい場合は垂直マットレス縫合を行うこともある．

切開

1）切開線のデザイン

切開に先立ち，切開線のデザインを行う．このためには以下のような原則に注意する必要がある．

（1）瘢痕は長軸方向に収縮する

術後の瘢痕は，切開線の長軸方向に収縮する．収縮の程度は手術の部位，傷の緊張，傷の深さなどで異なるが，原則として傷が長いほど収縮の程度は強くなる．瘢痕が伸展せず，可動域障害をきたしたことを拘縮という．安静時に明らかな拘縮が認められなくても，舌や口唇などを動かしたときに拘縮を生じることがある．

また，口唇などの遊離縁付近でこれに向かう長い創の場合は，術後の創の収縮によって"くびれ"などの遊離縁の変形を引き起こす可能性がある．このような場合は，切開線をジグザグ状やS字状にするか切開線の方向を変更する必要がある．

（2）切開線による血流の遮断

切開線では血流の遮断が生じる．これは，通常特に問題となることはないが，遊離縁での切開やフラップ状（弁状）に組織を剥離した場合などでは，血行不良や壊死などを生じることがある．これを防止するうえで必要となるのが，局所皮弁の乱軸血行型皮弁（Random pattern flap）の血行形態に関する知識である．

皮弁中に軸性に走行する明確な栄養血管をもたないこの皮弁では，皮弁の基部の幅に

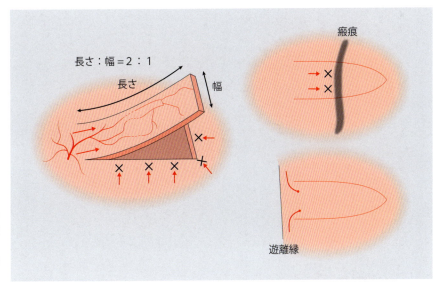

図1 皮弁の血行形態の概略図
弁状に挙上した組織は，周囲からの血行は遮断されて皮弁の基部からの血行のみとなる．このとき，皮弁は，基部の幅1に対し長さ2の割合まで安全に挙上可能である

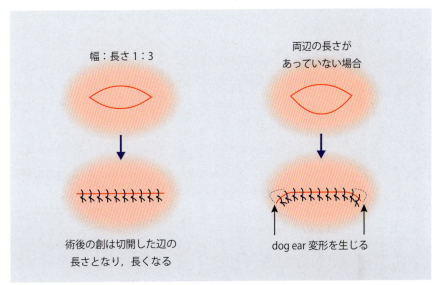

図2 紡錘形に組織を切除する場合
紡錘形に組織を切除する場合は幅1に対して長さ3の割合で行う．両辺の長さがあっていない場合や，幅に対して長さが短い場合は，創の端にdog ear変形を生じる

対して2倍の長さまでが皮弁を安全に挙上できる領域であるとされる（**図1**）．つまり，遊離縁や組織を弁状に剥離した場合では，周囲からの血行は制限されて，組織の血行障害を生じる可能性がある．

また，複数回に及ぶ手術で創部にすでに瘢痕がある場合は，瘢痕の部位では組織の血行が断たれていると考えるべきである．この場合も切開の部位，方向によっては創部の血行が不安定になることがある．

（3）皮膚などの組織の切除を含む場合の変形

皮膚などの組織の切除を行う場合は，横幅1に対して長軸3の割合の紡錘形にデザインする．特に皮膚では，これよりも長軸が短い場合や左右の創の長さが異なる場合に，縫合創の端に膨らみ（dog ear）ができる（**図2**）．

また，縫合後は長軸方向への傷の延長と長軸に垂直な方向への組織量の減少が緊張を生じる．これにより，遊離縁などでは変形を生じることがある．このため，切除幅が広

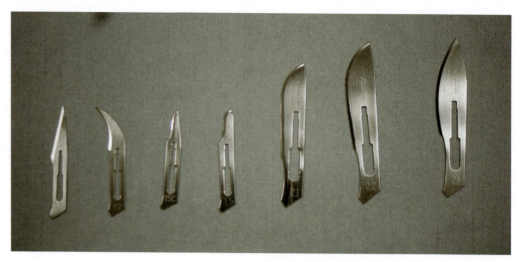

図3 一般的に使用されるメス刃
　左より，No.11（尖刃刀），No.12，No.15c，No.15，No.20，No.22，No.24．小手術ではNo.11，No.15c，No.15が使用される

くなりすぎる場合は，局所皮弁（粘膜弁）などの使用を考慮したほうがよい．

2）メスの刃の選択

　メス刃には大きさや形態の異なるさまざまな種類が存在するが，基本的に先端が尖った尖刃刀（No.11 など）と先端が丸まった円刃刀（No.15，No.20 など）の2種類に大別される．

　円刃刀は，刃が湾曲した形状をしており，この湾曲部が長いほど長い直線の切開に適する．このため，No.20 などの湾曲の大きな円刃刀は，主として胸腹部などの外科手術に用いられる．顔面や口腔内などの小手術には，No.15 や No.15c などの湾曲部が短い円刃刀が適する．これら No.15 や No.15c などのメスは，短い直線の切開のみならず S 字状切開などのカーブした切開線に対しても使用可能であるために，小外科手術には有用である．

　No.11 などの尖刃刀は，先端で組織を突き刺すように用いるため，切開排膿などの小切開に向いている．術者によっては通常の小外科手術にこれを好んで用いる．しかし，手術をすべて No.11 メスのみで行うことは推奨されない．なぜなら，No.11 メスはその突き刺して使用する性格上，予想以上に深部に切開が入ってしまうことがあり，深部の重要な神経血管などを思わず損傷してしまう可能性がある．このため，No.15 や No.15c などの円刃刀で浅層から切開を行い，自分が切っている層を確認しながら手術を行うことが，合併症防止のうえで重要であると考えられる．

　また，場所により通常のメスの使用が難しい場合は，No.12 などの特殊な形状のメスが用いられることもある（図3）．

3）麻酔

　筆者ら（形成外科領域）は，局所麻酔として 0.5％キシロカインと 0.5％キシロカインE（1：100,000）を半量ずつ混和して 0.5％キシロカインの 20 万倍エピネフリンとして使用している．エピネフリン入り局所麻酔薬には，血管収縮による出血の防止と麻

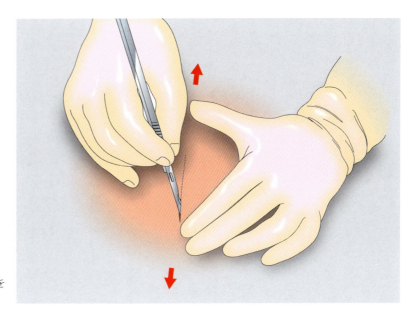

図4 切開操作
　左手で counter traction をかけて組織を緊張させてから切開を行う

酔時間の延長効果がある．

　局所麻酔は皮下あるいは粘膜下の組織に軽く膨疹を作るように注射を行い，手術予定部位よりも一回り広く注射を行う．注射を行ったときは，刺入した針が血管を刺していないことを確認する必要がある．このために，組織に針を刺した後，一度シリンジを引いてシリンダー内に血液が引けないことを確認する．もし，血液が引けた場合は針を一度抜いて再度場所を変えて注射を行う．

　また，手術を開始する前は，麻酔部を注射針などで軽く pin-prick して麻酔の効きを確かめてから開始する．

（1）極量と副作用

　0.5％キシロカインの成人に対する1回使用量は100ml とされる．しかし，これは年齢，性別，部位などで異なってくるので，安全のためには実際はこれより少なく用いる必要がある．また，血管が多くて吸収が早い部位では，少量でも局所麻酔中毒になる可能性があるため，薬液の注入はできるだけゆっくりと行う．

　副作用として徐脈，不整脈，血圧低下などのショック症状を呈することや意識障害，呼吸障害などが起こることがあるため，手術中は患者のバイタルサインの定期的なチェック，もしくは声掛けなどによる状態のチェックを常時する必要がある（局所麻酔については Chapter 4 で詳述）．

4）切開操作

　口腔内手術で使用される No.11 や No.15 などのメスは，鉛筆やペンを把持するように持つ（pen-holding）．切開の際には左手で組織を伸ばすように緊張を加えると行いやすい（counter traction）．切開した皮膚や粘膜の断面が斜めになったり，何度もなぞってためらい傷を作ったりしないようにし，一度の切開で皮下組織に到達させるのが理想的である（図4）．

剥離

1）鋭的剥離と鈍的剥離

　剥離には層を刃物で切断していく鋭的剥離と，切断せずに外力によって層を剥がしていく鈍的剥離がある．鋭的剥離は，剥離の断面が鋭く切れているために剥離部周辺の組織の損傷は少ない．これに対して鈍的剥離は，外力によって組織を剥がしていくため，剥離を行う力がどれほど少なくても周辺の組織の挫滅が生じる．たとえ軽い力で剥離を行っても器具の先端には力が集約されるために，実際にはかなり大きな力がかかっている．このために特別な場合を除き，組織は鋭的に剥離したほうがよい．

　剥離には剪刀（セーレ），ペアン鉗子，剥離子などが用いられるが，器具の特性を理解して適切な剥離を行うことが必要である．

2）剪刀（セーレ，鋏）

　剪刀は基本的に鋭的剥離に用いられ，先端部分で組織を切断して剥離を行う．組織を切断する際には，大きく刃を開いて深部の見えない部分まで一度に切ると，深部に潜んでいる重要な構造物を損傷する可能性がある．このため，このような切開は解剖学的にその部位に重要な構造物がないことがはっきりしているとき以外は，行ってはならない．基本的には，刃はあまり大きく開かずに，組織の確実に見えている部分のみを切開していく．

　剪刀には先端が曲がった曲剪刀と先端がまっすぐな直剪刀の2種類が存在するが，手術中に通常使用されるのは曲剪刀である．筆者らは通常手術では比較的刃が肉厚な組織用剪刀と，刃が薄く先端が尖っている口蓋裂反剪刀の2種類を用いている．手術のほとんどの場合は組織用の剪刀を使うが，創を正確に合わせるために皮膚や粘膜などの上皮の余分な部分を切除する必要がある場合のみ，口蓋裂反剪刀を用いる．直剪刀は同様に切開部の上皮の不整を整えるときに，創の直線部分に対して刃の薄い直剪刀を使用する場合があるが，その他は縫合糸を切る以外ほとんど使用されない．

　曲剪刀の利点は，先端が湾曲しているために切開をしている部分の確認が行いやすいこと，また剪刀の先端を向けた方向に切開や剥離が進む特性があるため，剥離の深さや方向のコントロールがしやすいことなどである．つまり，剥離を浅くしたい場合は浅層に先端を向け，深くしたい場合は深層に先端を向けることで剥離の深さの調節を行う（図5）．

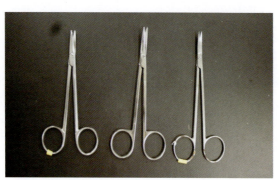

図5　曲剪刀
　通常の切開では曲剪刀を用いる．刃の部分の厚みが異なる3種類の組織切開用曲剪刀を示す．右側の剪刀は口蓋裂反剪刀と呼ばれ，創の接合を良くするための，余剰な上皮の切除に用いられる

剪刀での切開，剥離を行うときの腕の操作は，手首は基本的に屈曲伸展させずに固定しておいたほうがよい．手術中に切開の方向を変えるとき，もし手首を曲げると剪刀の先端の角度が大きく変わりすぎたり，剪刀を持つ指の力が変化したりするために，微妙な力や方向の調節ができない．切開や剥離中に方向を変えるときは，大きな関節（肘関節や肩関節）を動かして角度を変化させるとよい．また，操作しやすいように自分の体の位置を変えることも大切である．

3）ペアン鉗子（止血鉗子）

ペアン鉗子は鈍的な剥離に用いられる．前述したとおり，鈍的剥離は組織の挫滅を少なからず伴う．このため，鋭的剥離では血管や神経を損傷する可能性がある場合や，腫瘍や嚢胞が破損してしまう場合などを除き使用されない．ペアンによる鈍的剥離を行うときは，先端が閉じた状態で先端を組織にあて，開くことで組織を剥離する．剥離された組織には索状物が残るので，目視で血管，神経などの有無を確認して，必要があれば温存し，切除可能な血管であれば，電気メスかバイポーラで凝固止血を行った後に切除する．

筆者らは先端が細くかつ湾曲のあるモスキートペアンを使用している．また，剪刀をペアン鉗子と同じように閉じた状態から開くことで組織の鈍的剥離を行うこともある．この方法は道具を持ち変えずに鋭的剥離と鈍的剥離のどちらもできるために頻用される．

4）剥離子

骨と骨膜の間を剥離する際に剥離子を使用する．この場合，剥離子の刃を骨の表面に平行に置き，刃がすべて骨に接して浮かないようにあてる必要がある．一度刃付きの剥離子で剥離して正しく層が出た後は，刃がない剥離子で引き続き剥離することができる．

刃を組織にあてて剥離するため，刃付きの剥離子を使用しつづけると組織の表面にダメージがあるとは思われるが，刃には硬組織があたるので基本的には大きな問題がないと思われる．むしろ，剥離子の刃のどちらかの端が浮いてしまうと骨膜が破れて正しい層が出ず，正確な剥離ができない場合があるので，この場合は刃の幅が細く刃の端が浮かないものを使用するとよい．

縫合

1）縫合の種類

縫合は，創の断端同士が解剖学的に正しく接するようにするようにすることが重要である．縫合の種類には，単一結節縫合（図6a），垂直マットレス縫合（図6b），水平マットレス縫合（図6c）などさまざまであるが，通常は単一結節縫合で行う．

単一結節縫合は最も単純な縫合法であるがために，正しく行わないと創部に段差が生じたり，創縁が創内に埋まり込んだりすることがある．そうなると，創傷治癒の遷延，抜糸後の創離開，術後の肥厚性瘢痕などの原因となる．

Chapter 2

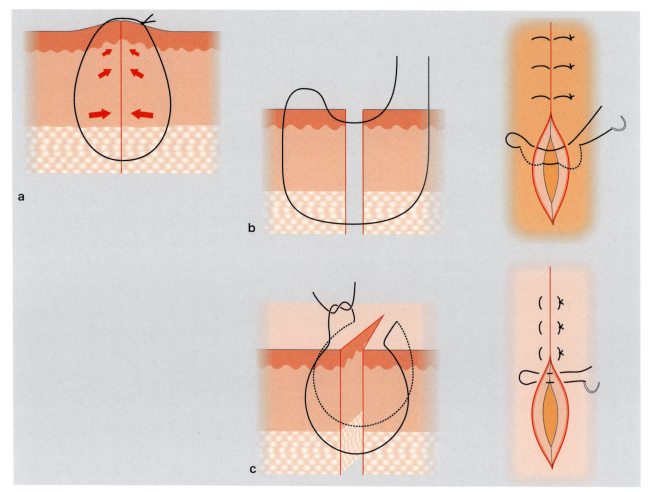

図6 縫合
a：単一結節縫合．断面が三角おむすび型になるように，表面より深部の組織をより多くすくい取るようにする
b：垂直マットレス縫合．深い全層の縫合と真皮層レベルの浅い縫合を組み合わせた縫合法である．層を確実に合わせることができるが，縫合糸による瘢痕が幅広くなり目立ちやすいため，露出部での使用には注意が必要である
c：水平マットレス縫合．創の緊張が高い場合に用いられる

　縫合の要領として，表面より深部の組織をより多くすくい取るようにするとよい．つまり，正しく縫合された状態では，断面がちょうど三角おむすび型になる感じとなり，また創を上方から見たときは，創は必ず少し盛り上がったように見え，やや外反した状態となる．もし，縫合創が内反してしまうと上皮が創に入り込んでその部分が癒合せず，スムーズな創の癒合が妨げられる．また，創部に段差が生じて皮下脂肪などが創からはみ出したような場合も同様に，その創の癒合は起こりにくい．

　部位によって上皮を外反させることが難しい場合は，垂直マットレス縫合を行い創の断端を合わすこともあるが，単一結節縫合と比べて傷跡が残りやすいため，特に露出部においては慎重に行う必要がある．また，縫合糸による瘢痕を少なくしようとして縫合を浅くしてしまうと，創の中に死腔を作り術後感染の原因となる．このため，露出部においては真皮縫合などの埋没縫合を組み合わせてもよい．

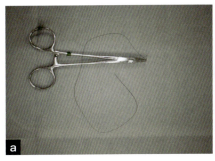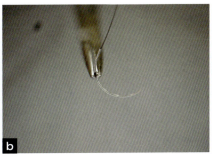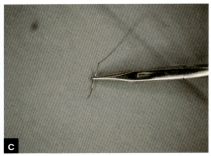

図7　持針器での針を把持
a：筆者らは写真のようなヘガール式の持針器を用いている
b：長軸方向からの観察．針の全長の後ろ1/3の部分を，持針器の先端で持つ
c：側面からの観察．通常は持針器の長軸に対して針は直角に把持するが，好みによって把持した針の角度をやや付けてもよい

2）持針器

　筆者らはヘガール式の持針器を好んで使用するが，どの持針器を使用するかは術者の好みでかまわない．ただし，顔面領域の手術をする場合は，針は小さなものを使用するので，先端が細い持針器を用いたほうがよい．

　また，針を把持する際は，針の全長の後ろ1/3の部分を持針器の先端で持つ．この部分より針の尾側で把持すると針が力学的に弱くなり，縫合の途中で針がたわんだり曲がったりしてしまうことがある．また，これより先端側で把持すると，針の長さを十分に生かすことができない．通常は持針器の長軸に対して針は直角に把持するが，好みによって把持した針の角度をやや付けてもよい（図7）．

3）縫合の方法

　縫合の際は，針を刺入するときに持針器を持つ手を十分に回内させて（つまり掌が外側に向くようにする），刺入後，針が深部の組織をより多くすくうようにする．このとき，左手で持った攝子で創縁を挫滅しない程度にめくるように軽く持ち上げてから刺入すると，より容易にまた効果的に深部の組織をすくうことができる．また，刺入後は針の湾曲に従って針を動かす．針を創縁より反対側の皮膚から出すときは，創縁から刺入部までの距離と創縁から針を出す部の距離が等しくなるように針を出す．

　糸の結紮は機械結びで3回行う．1回目の結紮は緩く創の表面に糸が接する程度として，2回目の結紮で糸が締まらないようにノットを作る．3回目の結紮はノットが緩まないようにロックする目的で行う．結紮では，強く結びすぎると血行障害を起こして創が挫滅するため，強く結紮しすぎないようにすることが大事である．皮膚においての強さの一つの指標としては，結紮によって皮膚の血色が消退して白くなる状態であると，縫合部に血行障害が生じている．また，縫合直後に縫合糸が食い込んだ状態だと術後に創部が腫れたときにさらに食い込み，その部分は術後に挫滅してしまう．縫合においても創傷治癒を念頭に置き，傷の治癒が不良な状態を作らないことが重要であると考える．

Chapter 3
歯科治療における出血と止血

竹内尚士, 福岡宏士

Point

☑ 出血の要因を理解することで出血の予測, ひいてはスムーズな止血処置につながる.
☑ 確実な止血のためには, まず出血点に対して圧迫などの基本的な止血処置を行う. それを怠ることで術後出血や腫脹, 血腫などの原因となりうる. 出血傾向にあり, 術後出血のリスクが高い場合には, 局所止血剤の使用や縫合などを併用することが有効である.
☑ 観血的処置後は必ず止血を確認してから帰宅させる. 出血傾向が認められる場合には, エピネフリンの効果が減弱するまで待つ.

概要

　歯科治療には抜歯などの外科処置をはじめ, 歯周基本治療におけるスケーリング・ルートプレーニング（SRP）などの出血を伴う処置が多い. また, 2007年に超高齢社会を迎え, 高齢者の占める割合も増加の一途を辿っている. それに伴い, 基礎疾患を有しさまざまな薬を服用している患者に対して観血的処置を行う機会も増えているため, 出血傾向の確認は忘れてはならない問診の一つである.

　特に注意すべきは, 循環器疾患に対する抗血栓療法中の患者である. 以前は抗血栓薬を術前に中止して抜歯などを行うことが多かったが, 中止することにより1%の患者に重篤な血栓塞栓症を発症しうることが報告されて以来, 内服継続下での観血的処置が推奨されるようになった[1]. また, 長年にわたり本邦で使用されている抗血栓療法における抗凝固薬はワルファリンのみであったが, 近年新規の抗凝固薬も使用可能になったため, 術前の問診をより注意深く行う必要がある.

　実際の観血的処置においては, できるかぎり出血させないことが大前提だが, 予想外の出血を認めた場合は, 重篤な出血性合併症に至らないように早い段階で十分な止血を行うことが重要である. 一般的な止血処置に加え, さまざまな局所止血剤や医療用レーザーなどを併用することで, 多くの場合は止血可能である.

　本章では, 出血の要因や外科手術時に起こりやすい出血, その止血方法について解説する.

出血の要因

口腔内の出血の原因は，全身的要因，局所的要因に分けられる．

1）全身的要因

高血圧症，抗血栓療法を行っている患者，出血性疾患，肝疾患，腎疾患などが挙げられる[2]．抗血栓療法は抗凝固療法，抗血小板療法，血栓溶解療法に分けられる．出血性疾患は壊血病などの血管系異常，特発性血小板減少性紫斑病，再生不良性貧血などの血小板系異常，血友病などの血液凝固因子系異常に大別される．肝疾患においては，主に血液凝固因子の産生障害や血小板数の減少が出血傾向の原因となる．腎疾患では透析の際に，抗凝固薬であるヘパリンを使用すること，また尿毒症により血小板機能異常が起こることなどの理由から出血傾向となる．

臨床的には，視診により手足などに皮下出血（アザ）を複数認める患者は出血傾向の可能性があるため，注意が必要である．

2）局所的要因

炎症性疾患，外傷，外科手術，偶発事故などが挙げられる．炎症性疾患である歯周病のリスクファクターは細菌感染だけではなく，糖尿病などの全身疾患，類天疱瘡などの自己免疫性疾患，ダウン症候群などの遺伝性疾患，その他，ストレス，喫煙や薬物などもあり，これらの影響により重症化すれば歯肉はより出血しやすい状態となる．このような炎症を伴う歯肉は，SRPや支台歯形成などの際に出血し，処置の妨げとなる．

外傷による口腔内の出血は，歯の脱臼に伴う歯肉溝からの出血，歯槽窩からの出血，もしくは口唇，口腔粘膜損傷に伴う出血がある．一般歯科における外科手術には抜歯，歯周外科，インプラント手術などが含まれる．偶発事故での出血は歯科治療時のタービン，ヘーベルやメスの滑脱による軟組織損傷が挙げられる．

外科手術時の出血

1）骨膜減張切開

骨膜は骨の外面を覆う薄い膜であり，厚みは約200μmで内層（形成層）と外層（線維層）の2層構造である．骨膜内には10～50μmの毛細血管が存在するが，切開しても出血はわずかである．

しかし，骨から上皮方向に約500μm（0.5mm）離れた粘膜下組織中には直径100～800μm（0.1～0.8mm）の比較的太い動静脈が走行している[3]．したがって，全層弁（粘膜骨膜弁）に対する減張切開は止血の観点からなるべく骨膜のみの切開が理想であるが，深くても骨膜を含め，骨膜側から約500μmの深さの切開に留め，最深部はカークランドメスなどによる鈍的切開をすることで不必要な出血を防ぐことができる．

Chapter 3

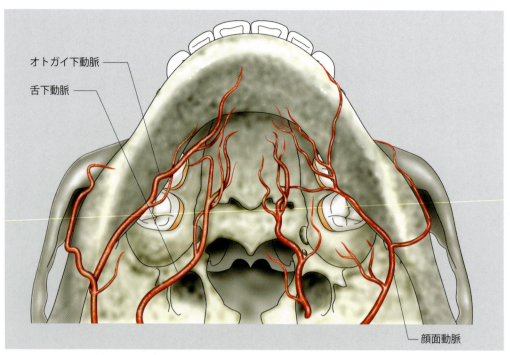

図1 オトガイ下動脈は顔面動脈の前方枝であり，舌下隙で舌下動脈と吻合することも多い．舌下動脈は下顎骨前歯部舌側にある小孔を通り，顎骨内に入り込む

2）インプラント埋入

　インプラント埋入の際の出血で最も多いのは，ドリリングにより下顎管を走行する下歯槽動静脈を損傷した場合である．下顎管内では血管は神経より上方にあることが多く，下顎管を損傷するとまず出血することが多い[4]．その他には下顎前歯部から小臼歯部には舌下腺窩が存在しており，ドリリング時に舌側へ穿孔しやすく，オトガイ下動脈および舌下動脈もしくはその枝を巻き込み，損傷することで生命を脅かす出血となる危険性がある[5]．オトガイ下動脈は顔面動脈の前方枝であり，舌下隙で舌下動脈と吻合することも多い．舌下動脈は下顎骨前歯部舌側にある小孔を通り，顎骨内に入り込む．そのため，下顎前歯部舌側の剥離も慎重に行う必要がある（図1）．

3）サイナスリフト

　上顎洞側壁を開窓する際に損傷に気をつけなければいけないのは，上歯槽動脈（特に後上歯槽動脈）である．顎動脈から分枝し，歯槽管に入った後上歯槽動脈が上顎洞側壁骨内を前方に走行し，眼窩下管内で分枝した前，中上歯槽動脈がそれと吻合していることも多い[5]．あらかじめCTで血管の位置や太さを確認できることもあるので，骨窓の形成位置，大きさを考慮したり，止血の準備をしておく必要がある（17〜18ページおよび106〜113ページ参照）．

4）遊離歯肉移植術，結合組織移植術

　付着歯肉幅増大，根面被覆などを目的に，小臼歯から大臼歯部の口蓋から歯肉や結合

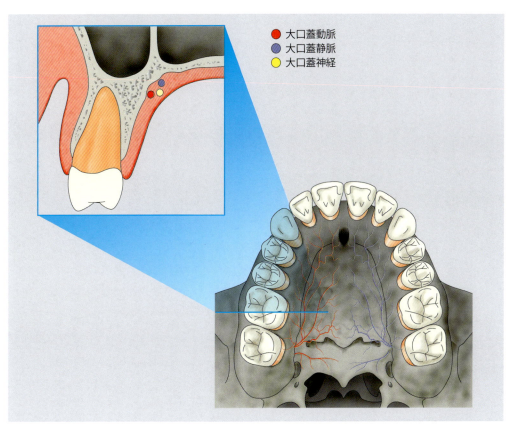

図2 口蓋には大口蓋孔より大口蓋動静脈が走行している．大口蓋動脈は粘膜の最深部，つまり骨膜近傍に位置することが多い

組織を採取することが多い．口蓋には大口蓋孔より大口蓋動静脈が走行しており，切開する際には注意しなければならない．大口蓋動脈は粘膜の最深部，つまり骨膜近傍に位置することが多いが，メスを深く入れすぎると傷つける可能性がある．日本人の口蓋歯肉の厚みは第二小臼歯歯頚部より根尖方向に5mmの位置で平均3.44mmである[6]．また，年齢が若いほど口蓋歯肉は薄い傾向にあるため，術前に十分診査を行う必要がある（図2）．

止血

観血的処置を行う場合，全身的要因により出血傾向にないかを術前にしっかりと問診し，必要に応じて主治医に原疾患のコントロールを依頼することが重要である．また，処置中の疼痛などが原因で血圧が上昇し，出血量が多くなることがあるため，バイタルサインのモニタリングは必須である．

高血圧症では血圧に日内変動があることから降圧薬の種類，服薬状況などを術前に確認する．歯科治療当日に服用を忘れないように指導し，術中は疼痛管理を徹底する．術後に疼痛が予測される場合，術前から術直後に鎮痛薬を投与すると有効である（Pre-emptive Analgesia）[7]．

Chapter 3

　抗血栓療法中の患者で特に抗凝固療法を行っている場合は，侵襲の大きい外科処置で重篤な出血性合併症を起こす可能性がある．代表的な抗凝固薬としてワルファリン〔ワーファリン®〕が挙げられ，その凝固モニターとしてPT-INRが用いられる．日本人の場合，PT-INR値が3.0以下であればワルファリン継続下で抜歯が可能とされているが，抗菌薬や鎮痛薬の非ステロイド性抗炎症薬（NSAIDs），アセトアミノフェンの一定期間の投与でPT-INR値が上昇し，術後出血の危険性が増加するので注意が必要である[1]．新規経口抗凝固薬（直接トロンビン阻害薬：ダビガトラン〔プラザキサ®〕，第Xa因子阻害薬：リバーロキサバン〔イグザレルト®〕など）や抗血小板薬（アスピリン〔バイアスピリン®〕など）については抜歯後の出血性合併症予測の指標はないが，術後出血の発生率はワルファリン服用患者よりも低く，適切な止血処置を行うことで内服継続下での抜歯は可能とされている[1]．

　出血性疾患をもつ患者は外科処置による術後出血のリスクが高く，輸血や原疾患に対する治療を要する場合もあるので，高次医療機関での処置が望ましい．

　肝疾患，腎疾患の患者は他にも高血圧症や糖尿病などの基礎疾患をもつことが多いため，抜歯などの観血的処置を行う場合は，事前に主治医に観血的処置の可否や処置時の注意点などについて対診することが望ましい．

　局所的要因で出血性合併症を起こすケースの多くは抜歯による術後出血である．特に炎症性疾患が原因の場合は，消炎処置をしっかりと行った後に，抜歯を行うことが重要である．

1）止血手技

（1）圧迫法

　出血部位を手指などで圧迫して止血する．出血点が明らかな場合は鑷子やペアンなどを用い，面ではなく"点"で圧迫する（図3）．創が深く正確に圧迫できない場合にはガーゼを挿入し創面を圧迫する（塞栓法）．

（2）結紮法

　圧迫法で止血できないようなやや太い動静脈は血管を直接結紮する．また出血している血管を単離できない場合は，血管周囲組織を含み結紮する．

（3）焼灼法

　電気メスや医療用レーザーを用いてタンパク質を凝固し止血する．レーザーを用いた止血の具体的な手技については152〜156ページを参照．

（4）その他

　出血傾向にある場合は，複数の手技を組み合わせて止血を行う．

　たとえば抜歯後の出血が予測される場合は，エピネフリン含有の局所麻酔薬を追加し出血をコントロールしたうえで，まずは抜歯窩を点で圧迫し止血処置を行う．その後，後述の局所止血剤を抜歯窩に填入圧迫し，必要に応じて縫合や表面凝固目的でレーザーを併用する（図4）．ここで重要なことは，局所止血剤の填入や縫合の前に，必ず圧迫などの基本的な止血手技により抜歯窩の出血点を止血することである．それを怠ることで術後出血や腫脹，血腫などの原因となりうる．

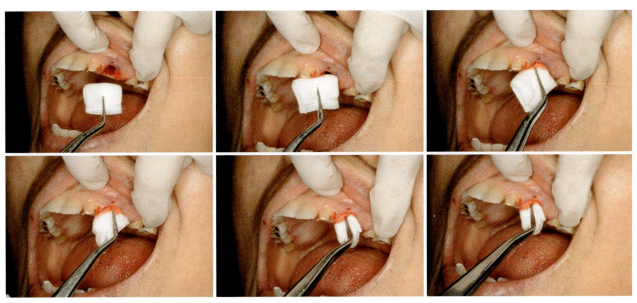

図3　鑷子等を用い，抜歯窩を点で圧迫する

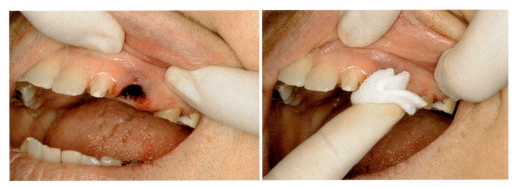

図4　創面からの止血を確認後，必要に応じてレーザーで炭化層を作り，面で圧迫する

2）局所止血剤

（1）抜歯

- スポンゼル®（アステラス製薬，図5a）
  ゼラチンスポンジの止血剤．安価なため，使用頻度は高い．
- サージセル®（ジョンソン・エンド・ジョンソン，図5b）
  酸化セルロースの可吸収性の止血剤．ヘモグロビンと塩を形成し，ゼラチン状の凝血塊を形成し止血する．止血効果は高いが骨形成を阻害するので除去することが望ましい[8]．
- アビテン®（ゼリア新薬，図5c）
  ウシ真皮由来コラーゲン使用の吸収性止血剤．酸化セルロース，ゼラチン製剤より止血効果が高いが，非常に高価である．

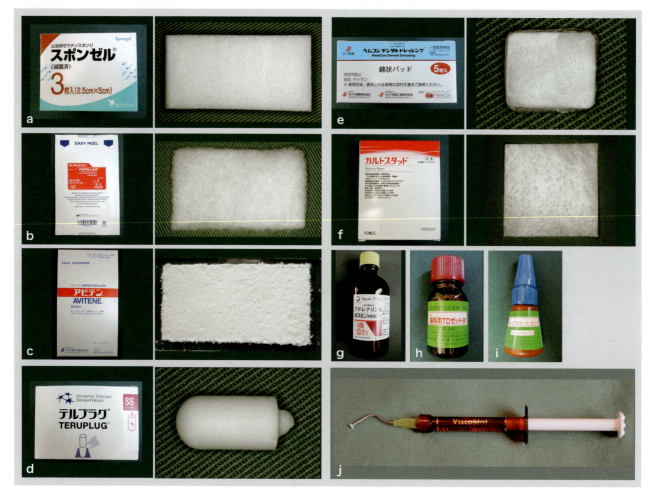

図5　局所止血剤

・テルプラグ®（オリンパステルモバイオマテリアル，図5d）
　ウシ真皮由来コラーゲン使用の吸収性止血剤．スポンジ状で砲弾型の形態のため抜歯窩に充填しやすく，操作性に優れるが，比較的高価である．
・ヘムコンデンタルドレッシング®（ゼリア新薬，図5e）
　キトサンを含有しており，プラス電荷のキトサンにマイナス電荷の赤血球および血小板が引き寄せられて凝固し，止血効果を示す[9]．48時間以内に水洗し，取り除く．
・カルトスタット®（コンバテックジャパン，図5f）
　アルギン酸塩繊維により製造された創傷被覆材で，ゲル化に伴う体液とのイオン交換により止血を促進する．止血後は除去することが望ましい[10]．

（2）減張切開

・ボスミン®（第一三共，図5g）
　出血が多い場合は，ガーゼにボスミン®を染み込ませ，圧迫止血を行う．

(3) 歯肉整形，支台歯形成

・歯科用TDゼット液®，歯科用TDゼット・ゼリー®（ビーブランド・メディコ-デンタル，図5h, i）

塩化アルミニウムによる血液凝固作用，リドカインによる収斂作用で止血する．ゼリーは患部に留まりやすい．

・ビスコスタット®（ULTRADENT JAPAN，図5j）

硫酸第二鉄を20％含有し，滲出液を抑制する．デントインフューザーチップで薬液を歯肉に擦りつけ，浸透させた後，凝塊血を水洗する．滲出液が治まった後にボンディング処置をする場合は，リン酸によって残留凝血成分を除去する必要があるが，酸処理により再度出血することもあるので，注意が必要である．

(4) 自家骨採取

・ボーンワックス®（東京エム・アイ商会）

ミツロウが主成分で，出血部位を物理的に塞いで止血する．骨内に残存し，骨再生を阻害するため，使用量には十分注意する[7]．

術後管理

観血的処置後は必ず止血を確認してから帰宅させる．出血傾向が認められた場合はエピネフリンの効果が減弱するまで待つ．再出血しないように長風呂，飲酒，運動は控えてもらい，降圧剤や抗血栓薬などの内服薬は患者の自己判断で中止しないよう指導する．

文献

1) 日本有病者歯科医療学会，日本口腔外科学会，日本老年歯科医学会編．科学的根拠に基づく抗血栓療法患者の抜歯に関するガイドライン 2015年改訂版．
2) 中嶋正博．歯科日常臨床における局所的偶発症の対策と対応．歯科医学．2008；71(3-4)：227．
3) 信藤孝博．微小循環から視た組織治癒反応．QDI別冊／即時埋入 vs. 待時埋入．クインテッセンス出版，2009；52-64．
4) Kim ST, et al. Location of the mandibular canal and the topography of its neurovascular structures. J Craniofac Surg. 2009; 20(3): 936-939.
5) 古賀剛人．科学的根拠から学ぶインプラント外科学 応用編．クインテッセンス出版，2004．
6) 宮本泰和．結合組織移植による根面被覆．エンベロップ・テクニックによる審美的対応．ザ・クインテッセンス．1996: 15(1); 120-131．
7) 大渡凡人．全身的偶発症とリスクマネージメント 高齢者歯科診療のストラテジー．医歯薬出版，2012．
8) Ibarrola JL, et al. Osseous reactions to three hemostatic agents. J Endod. 1985; 11(2): 75-83.
9) Kale TP, et al. Effectiveness of Hemcon Dental Dressing versus Conventional Method of Haemostasis in 40 Patients on Oral Antiplatelet Drugs. Sultan Qaboos Univ Med J. 2012; 12(3): 330-335.
10) Matthew IR, et al. Tissue response to a haemostatic alginate wound dressing in tooth extraction sockets. Br J Oral Maxillofac Surg. 1993; 31(3): 165-169.

Chapter 4
局所麻酔

奥井達雄，伊原木聡一郎，岩永　譲

Point

- ☑ 下顎孔伝達麻酔法は内斜線と翼突下顎ヒダの中央で，咬合平面から10mmの高さで刺入する．
- ☑ 上顎結節伝達麻酔法では翼突静脈叢の損傷に注意する．
- ☑ 少量の麻酔薬を前投与することにより，本投与による内因性カテコールアミンの遊離が抑制される．
- ☑ 急性期の非可逆性歯髄炎など麻酔が奏効しにくい状態では，術前に非ステロイド性消炎鎮痛薬（NSAIDs）内服が有効な場合がある．

概要

　外科的侵襲を伴う歯科治療において疼痛コントロールは必須であり，局所麻酔が必要とされる場面は多い．疼痛は局所だけではなく全身循環動態にも影響を与えるため，麻酔法，麻酔薬の選択に対し，歯科医師が熟知すべき項目は多岐にわたる．

　一般的な歯科治療で使用される局所麻酔法には，表面麻酔法，浸潤麻酔法，伝達麻酔法があり，それぞれの特徴やリスクを把握したうえで術式や患者の全身状態によって麻酔法を決定する．

術前評価

　術式，患者の全身状態によって麻酔方法を決定する．

1）表面麻酔

　麻酔針刺入による疼痛は抑えられるが，組織浸潤性はほとんどないため，粘膜表層の知覚神経終末を麻痺させるのみである．したがって，用途は浸潤麻酔，伝達麻酔時の麻酔針刺入時痛の緩和，小さな膿瘍切開，動揺の著明な乳歯抜歯等にかぎられる．

　また，外傷など粘膜に損傷がある部位では吸収が早いため，過量投与に注意する．

2）浸潤麻酔

一般的な抜髄，抜歯等には術野周辺歯肉への浸潤麻酔を行う．歯科治療時に使用される麻酔薬はエピネフリン含有リドカイン（キシロカイン®，オーラ注®），フェリプレシン含有プロピトカイン（シタネスト-オクタプレシン®），メピバカイン（スキャンドネスト®）等がある．

（1）エピネフリン含有リドカイン

本邦で使用される最も一般的な歯科用局所麻酔薬である．麻酔作用発現までの奏効時間は短く，含有するエピネフリンによる血管収縮作用によって長時間の麻酔持続時間を示す．

（2）フェリプレシン含有プロピトカイン

フェリプレシン含有プロピトカインはエピネフリン含有リドカインと比較し血圧上昇作用が少ないため，高血圧患者に使用されるが，通常の使用量ではリドカインと比べ麻酔効果が弱く，奏効時間が約1時間前後と短い．そのため侵襲性の高い処置では，疼痛による内因性カテコールアミンの増大によって血圧上昇が起こる場合があるため，処置内容と麻酔薬の組み合わせに留意し，愛護的な操作，処置が必要である．

麻酔作用発現までの時間はエピネフリン含有リドカインより遅いため，処置は麻酔後少なくとも5分以上待った後に行う．また，胎盤通過性があるため，妊婦への使用は避ける．

（3）メピバカイン

血管収縮薬非添加の麻酔薬である．麻酔作用はリドカインより弱く，プロピトカインより強い．血管収縮薬非添加であり，作用時間が最も短いため，長時間の処置には向かない反面，30分程度の短時間の処置に使用すると患者の術後違和感が少なく，術後咬傷予防に有用である．

（4）血管収縮薬

一般的に使用される1/80,000エピネフリン含有リドカインカートリッジ（1.8ml）内には約23μgのエピネフリンが含有されている．カートリッジ2本に相当する45μgのエピネフリン（1/80,000エピネフリン含有リドカイン3.6mlに相当）の血中投与はβ刺激作用（骨格筋血管抵抗の減少と心拍出量の増加）により，見かけ上の平均血圧には大きな変化を与えないが，実際の循環系への影響は大きいため，血圧が安定していたとしてもエピネフリンの使用量には注意を要する[1]．

三環系抗うつ薬，β遮断薬を内服している患者では，エピネフリンの血圧上昇効果が増強されるので，注意が必要である．

少量（0.3〜0.5ml）のエピネフリン含有リドカインを用いて前投与を行い，5分後に本投与を行うことによって周囲の血管収縮によりエピネフリン，リドカインの全身循環への流出が抑制され，安全に治療が行える[2]．

急性期の非可逆性歯髄炎など麻酔が奏効しにくい状態では，術前に非ステロイド性消炎鎮痛薬（NSAIDs）内服が有効であるとの報告もある[3]．

3）伝達麻酔

　侵襲が大きい埋伏智歯抜歯や広範囲の外科処置を行う場合，伝達麻酔を使用することにより麻酔の奏効率を高めることが可能である．浸潤麻酔と大きく異なる点は，骨孔に出入りする神経束付近に直接麻酔を奏効させることである．

　神経は同名動静脈と伴走することが多いため，常に血管損傷のリスクを考えて行う必要がある．抗血小板薬や抗凝固薬を内服している患者では血管を損傷した場合の止血が困難となるため，全身状態や内服薬を確認したうえで安全と判断できる場合にのみ行うべきである．

術式

　本稿では，一般的に最も使用される伝達麻酔法である下顎孔伝達麻酔法を記載する．
【使用器具】
・消毒（口腔外，口腔内）
・基本セット
・伝達麻酔用カートリッジシリンジ
・麻酔薬カートリッジ
・伝達麻酔用注射針（27G）

1）下顎孔伝達麻酔法

　翼突下顎隙内に麻酔薬を注入することで，下顎孔から下顎骨内に入る下歯槽神経を麻酔する伝達麻酔法である．

　同法よりも上方（翼突下顎隙の上方）に麻酔薬を注入するGow-Gates法，またはAkinosi法（図1）があり[4]，これらは下歯槽神経だけでなく舌神経，頬神経など下顎神経のほぼすべての枝に麻酔薬が到達する（特にGow-Gates法）ため奏効範囲が広く（図2），また開口障害のある患者にも適応できるなど利点も多いが，顎動脈等，損傷時に止血困難な解剖学的構造物が近傍に存在し，刺入点，刺入方向のメルクマールがつきにくいため難易度が高い．そのため本稿では一般的な下顎孔伝達麻酔法について記載する．

　刺入点の目安は内斜線，翼突下顎ヒダ（縫線）の中点，高さは咬合平面より10mm程度上方である（図3）．まず下顎臼歯咬合平面に示指を置き，指先で下顎枝内斜線を触れる．翼突下顎ヒダを確認し，内斜線と翼突下顎ヒダの中央で示指の爪の高さを刺入点とするとよい．刺入の角度は反対側小臼歯部から咬合平面と並行に行う（図3）．

　刺入後20mm程度針先を進めたところで吸引を行い，血液の逆流がないことを確認し，麻酔液を1.5〜2.0ml注入する．下顎小舌から骨内へ入る下歯槽動脈内への急激な麻酔薬の流入は局所麻酔薬中毒を引き起こすため，麻酔薬注入前に血液の逆流がないことを確認することは必須である．血管に誤刺入した場合は，「プチッ」という感触がある場合も少なくない．血液の逆流を確認した場合は焦らずゆっくりと針を抜き，ガーゼなどで可及的に圧迫する．下顎孔伝達麻酔では下顎大臼歯頬側歯肉への麻酔効果はな

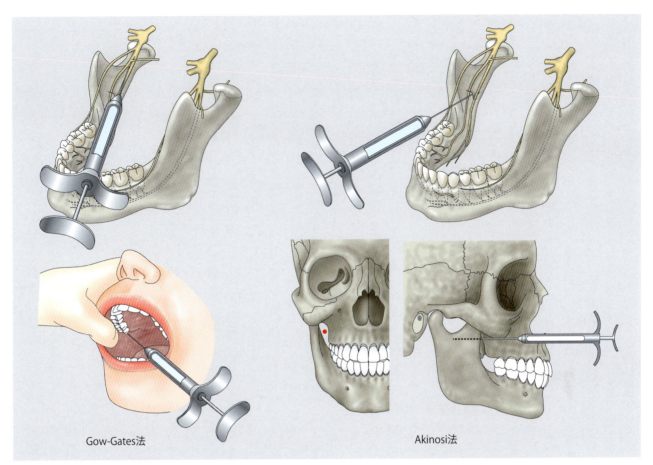

図1　Gow-Gates法とAkinosi法（文献4をもとに作成）

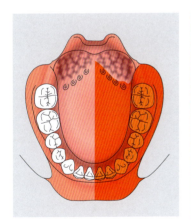

図2　Gow-Gates法とAkinosi法の下顎における奏効範囲（文献4をもとに作成）

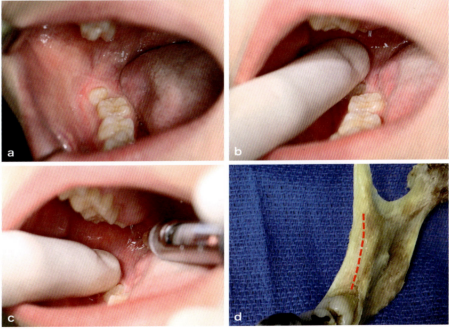

図3　下顎孔伝達麻酔法
　　a：視診による翼突下顎ヒダの確認，b：触診による内斜線の確認，c：麻酔針の刺入，d：内斜線（赤点線）

いため，必要に応じて浸潤麻酔を追加する必要がある．

2）上顎結節（後上歯槽枝）伝達麻酔法

眼窩下神経後上歯槽枝を麻酔する伝達麻酔法である．刺入点は上顎第二大臼歯歯肉頬移行部とする．刺入は正中，咬合平面からそれぞれ45°外側，下方から行い，15mm針先を進める．血液の逆流のないことを確認し，麻酔液を注入する．上顎骨の頬骨突起に針が刺入後すぐにぶつかることがあるため，あらかじめ触診で確認する．また，同側の筋突起が障害となりやすいため，患者に説明し下顎を同側に動かしてもらうと処置がスムーズに行える．

3）切歯孔伝達麻酔法

鼻口蓋神経を麻酔する麻酔法である．切歯乳頭を刺入点とし，5mm程度針先を進めた後，血液の逆流のないことを確認し，麻酔薬を注入する．切歯乳頭は神経終末が多く，刺入時の疼痛が強いため，刺入前に必ず表面麻酔を行う．

手術解剖

1）下顎孔伝達麻酔法

本術式において注射針で舌，頬，下歯槽神経を損傷すると，支配領域の知覚低下が起きる．下顎孔伝達麻酔による一過性の舌神経麻痺が発症する頻度は約3％であり，そのうち0.002％に恒久的な麻痺が残存したとする報告がある[5]．

また，図4に示すように，卵円孔から出てきた下顎神経は，その約70％が下顎孔付近で下歯槽神経と舌神経に分岐するが，残りの30％は卵円孔付近で分岐し，ときに下歯槽神経と舌神経との交通枝を出す[6]．下顎孔伝達麻酔による一過性の舌神経麻痺に個人差が出る理由の一つとしてこのような解剖学的構造の違いも挙げられる．

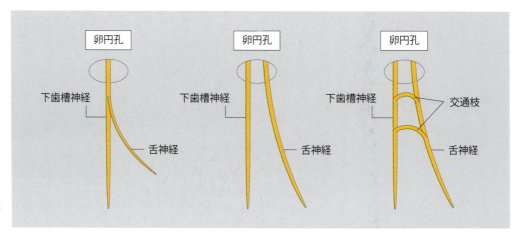

図4 卵円孔から出た下顎神経の走行

下顎小舌には蝶下顎靱帯が強く付着しているため，翼突下顎隙の中でも下歯槽神経動静脈は下顎骨と蝶下顎靱帯に守られている．そのため蝶下顎靱帯よりも下方に麻酔薬を注入した場合，下歯槽神経への麻酔効果は薄い可能性がある（図5）．下顎孔伝達麻酔の針の刺入点は咬合平面より10mm上方であるが，この根拠は解剖学的に下顎孔の高さが6〜10mmとされているからである[7]（図6）が，実際には20mm上方に位置する場合があるなど，さまざまなバリエーションをもつ．奏効しない場合はやや高めの位置に麻酔をしてみるとよい．

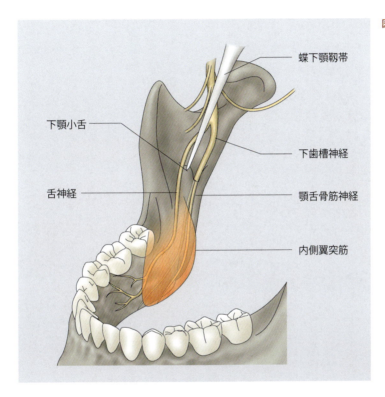

図5　下歯槽神経への麻酔効果

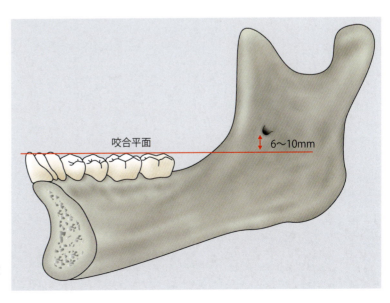

図6　下顎孔の高さ（文献7をもとに作成）

Chapter 4

顎舌骨筋神経は下顎孔に侵入する前に下歯槽神経から分枝し顎舌骨筋を支配する運動神経であるが，下歯槽神経と非常に高い位置で分岐するケースや，まれに舌側から臼歯部の知覚を支配するケースが報告されているため，伝達麻酔が奏効しない理由が顎舌骨筋神経に起因する可能性も考えられる．その場合，舌側への浸潤麻酔の追加を検討する必要がある（主に抜髄のケースなど）．

2）上顎結節伝達麻酔法

本術式で注意するべき解剖学的構造物は，翼突筋静脈叢，後上歯槽動脈，外側翼突筋である．咬合平面と並行に針先を進めると翼突静脈叢からの出血，血腫の原因になるので刺入角度に注意する．また後上歯槽動脈は上顎洞後壁から複数枝侵入している場合も多いため（10〜15ページ参照），誤穿刺した場合に確認できるよう，必ず血液の逆流を確認する．

各種伝達麻酔法の奏効範囲を図7に示す．

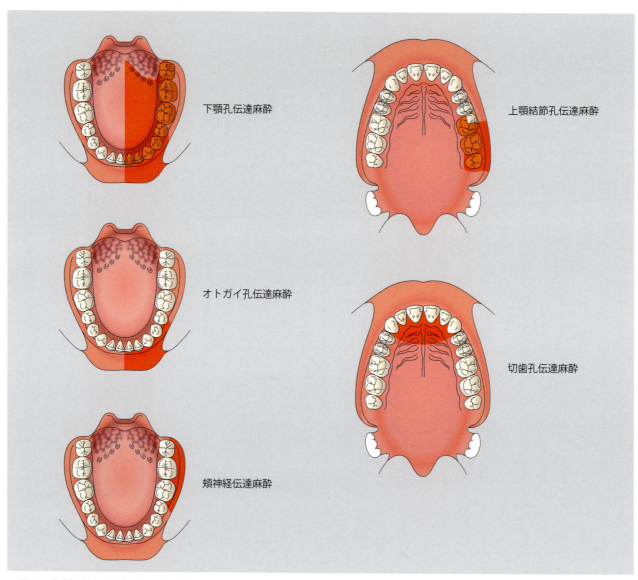

図7　各種伝達麻酔法による麻酔奏効範囲

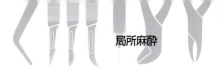

術後管理

　麻酔奏効時間は，使用麻酔薬の種類，量にもよるが，おおむね浸潤麻酔では1時間程度，伝達麻酔では2時間程度であるため，手術直後の飲食は避けるように指導する．

文献

1) 椎山加綱．歯科用局所麻酔薬と血管収縮薬．鹿児島大歯紀．1996；16：1-11．
2) 大貫大介ほか．前投与法による局所麻酔薬の血漿カテコールアミン濃度ならびに循環動態に及ぼす影響．歯薬療法．2009；28(3)：117-123．
3) Saha SG, et al. Effect of oral premedication on the efficacy of inferior alveolar nerve block in patients with symptomatic irreversible pulpitis: A prospective, double-blind, randomized controlled clinical trial. J Clin Diagn Res. 2016; 10(2): ZC25-29.
4) Norton NS. Netter's head and neck anatomy for dentistry. Elsevier, 2016.
5) Harn SD, Durham TM. Incidence of lingual nerve trauma and postinjection complications in conventional mandibular block anesthesia. J Am Dent Assoc. 1990; 121(4): 519-523.
6) Shinohara H, et al. Discussion of clinical anatomy of the lingual nerves. Okajimas Folia Anat Jpn. 2010; 87(3): 97-102.
7) Blacher J, et al. Variation in location of the mandibular foramen/inferior alveolar nerve complex given anatomic landmarks using cone-beam computed tomographic scans. J Endod. 2016; 42(3): 393-396.

Chapter 5
下顎埋伏智歯抜歯

伊原木聰一郎,吉岡德枝,岩永 譲

Point

☑ 埋伏智歯を抜歯せずに残存させた後に,齲蝕や智歯周囲炎で抜歯が必要となる可能性は1年間で5%,18年間で64%と報告されている.

☑ 下顎埋伏智歯抜歯における下歯槽神経障害のリスクと抜歯手技の難易度は,それぞれ別々に評価すべきである.

☑ 本術式では下歯槽神経はもちろんのこと,器具の操作によっては舌神経も損傷リスクが高いため,解剖のバリエーションを把握したうえで抜歯を行う.

概要

　下顎埋伏智歯は,顎骨の成長発育の程度により智歯の萌出が制限される後天的異常である.埋伏智歯抜歯に伴い下歯槽神経および舌神経の障害が起こる頻度はそれぞれ0.65%,0.24%であるが[1],最も高頻度に行う外科処置であることを考慮すると,まれなことではない.下歯槽神経および舌神経の障害のリスクを念頭に置き,術前評価,患者への説明と処置を行わなければならない.

　近年,本邦においてCBCTは急速に普及し,約10%の歯科医療機関に導入されている.しかし,下顎埋伏智歯の抜歯においてパノラマX線写真に加えてCBCTを撮影するメリットは不明である.

　抜歯を行うべきか判断に迷うこと,また処置開始後に術前計画を修正せざるをえないことは,筆者らを含め多くの歯科医師が経験する.本章では,上記のような状況に対応すべく,科学的根拠に基づいた術前評価および術式について説明したい.

術前評価

　抜歯前には,既往歴,歯科治療歴,アレルギーの有無,智歯の症状(過去,現在),萌出状態,解剖学的位置,咬合状態,齲蝕,智歯周囲炎,歯周炎などを精査する.パノラマX線写真,必要であればCBCTなどの画像検査で,智歯の有無,疾患の有無,智

歯の形態，下顎管や第二大臼歯との解剖学的位置を精査する．

抜歯術前評価を行うにあたって最も重要なのは，抜歯の適応判断，抜歯のリスク評価と難易度評価である．

1）適応

現在までに齲蝕や智歯周囲炎などの症状が出たことがある下顎埋伏智歯は抜歯するほうがよい[2]．埋伏智歯（上顎智歯も含む）を抜歯せずに保存した後に，齲蝕や智歯周囲炎で抜歯が必要となる可能性は1年間で5％，18年間で64％と報告されている[3]．下顎埋伏智歯を保存することで起こりうる病変としては，齲蝕，智歯周囲炎，第二大臼歯歯根吸収，歯周炎，骨髄炎，歯原性囊胞，歯原性腫瘍，下顎骨骨折などがある．

現在までに症状が出たことがない下顎埋伏智歯は，今後症状が出現する可能性についてパノラマX線写真，CBCTなどで精査を行い，抜歯の利益とリスクとを患者とよく話し合ってから決定する．また，同一口腔内に智歯以外の大臼歯で抜歯適応歯が存在する場合，適応条件（119ページ参照）に合えば智歯を抜歯後に移植歯として利用することも可能である．

2）下歯槽神経障害のリスク評価

（1）パノラマX線写真で注目すべき所見

下顎智歯抜歯後の神経損傷を予知する重要な所見として，下顎管の圧迫（図1），歯根尖の不明瞭化（図2），下顎管上壁の不明瞭化（図3）の3つがある[4〜6]．大きな含歯性囊胞の存在（図4）もリスクが高い[7]．

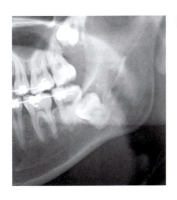

図1 下顎管の圧迫 下顎管がやや偏位している

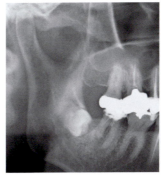

図2 歯根尖の不明瞭化

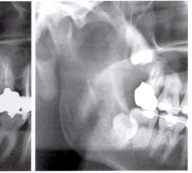

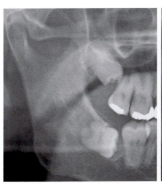
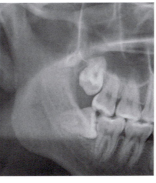

図3 下顎管上壁の不明瞭化

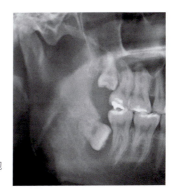

図4 大きな含歯性囊胞の存在

Chapter 5

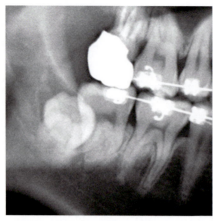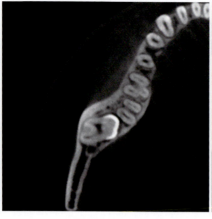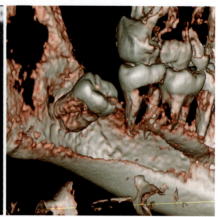

図5 歯根の数や形態の把握
パノラマX線写真では不明瞭だが，CTでは2根が明瞭に描出されている

（2）下顎管と埋伏智歯根尖の頬舌的位置関係

下顎管の走行部位が智歯の根尖に対して，頬側もしくは舌側のいずれに位置するかによって，抜歯時に作用させる力の方向や骨削除の部位が制限される場合がある．下顎管が根尖の頬側に位置する頻度は39.2〜54.7％[1,5]と，一概に頬側，舌側どちらの頻度が高いとはいえない．

（3）パノラマX線写真とCTによる評価

パノラマX線写真で下顎管損傷のリスクがあると判断された症例を，CBCT撮影群と非撮影群の2群に分け抜歯したランダム化比較試験において，下顎管損傷の頻度は変わらなかった．歯根数や歯根形態の把握（図5）は，CBCT撮影群が優っていた[7]．

また，パノラマX線写真で下顎管と智歯根尖が重なっている症例では，CTの撮影により下顎管損傷のリスクを軽減できるとの報告もある[1]．

パノラマX線写真で下顎管の圧迫，根尖の不明瞭化，下顎管上壁の不明瞭化の3つのうち，1つでも該当する場合はCTを撮影するか専門機関への紹介が望ましいと考えられる．

3）下顎埋伏智歯の抜歯の難易度

下顎枝前縁との前後的位置関係，下顎第二大臼歯との上下的位置関係（深さ），歯根の形態などにより難易度が左右される．また，肥満などで頬粘膜の圧排が難しいと抜歯の難易度は高くなる．

埋伏歯の位置による難易度評価としては，パノラマX線写真を用いたPell & Gregory分類がある[9]（図6）．埋伏歯の水平的位置（Class）および垂直的位置（Position）による分類で，二次元的評価で信頼性に欠けるという報告[10]もあるが，抜歯の戦略を考えるうえでフラップデザインや骨削除量の目安となるため，非常に有用である．

歯根形態も難易度を左右する重要な因子である．歯根が1/3〜2/3完成した際が抜歯しやすい（図7）．歯根が全く形成されていない場合は，歯冠が回転し把持できず，また歯の分割も難しいため抜歯も困難である（図8）．歯根が完成すると，根尖は下顎

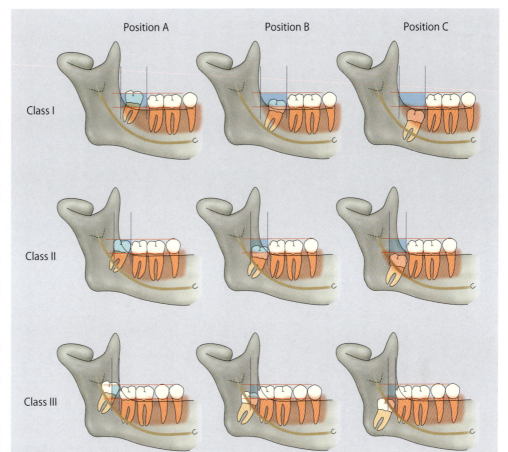

図6 Pell & Gregory 分類
Class I：智歯の近遠心径に対し，下顎枝と第二大臼歯遠心の間に十分なスペースがある
Class II：智歯の近遠心径よりも，下顎枝と第二大臼歯遠心の間のスペースのほうが狭い
Class III：智歯の全部もしくはほとんどが下顎枝の中に位置している
Position A：智歯の一部が咬合平面より上方に位置している
Position B：智歯の最も高い部位（歯冠，歯根どちらでも）が咬合平面と第二大臼歯の歯頸部の間に位置している
Position C：智歯の最も高い部位（歯冠，歯根どちらでも）が第二大臼歯の歯頸部より下方に位置している

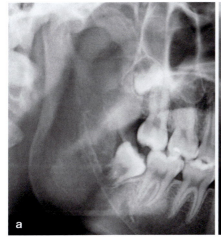
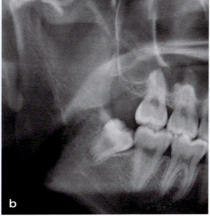
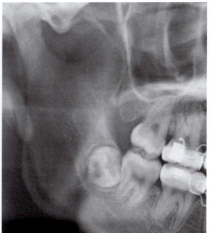

図7 歯根が1/3（a）〜2/3（b）完成

図8 歯根が全く形成されていない

管に近接する．

　細長い歯根は破折しやすい．湾曲や肥大した根の抜歯には多くの骨削除が必要となる（図9）．円錐形の歯根が最も容易に抜歯が可能である（図10）．しかし，パノラマX線写真では頰舌的なオリエンテーションがつかないため，円錐形に見えても頰舌的に広

Chapter 5

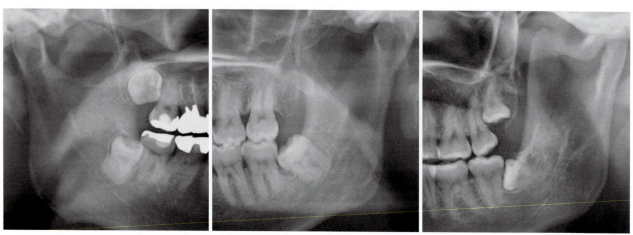

図9 湾曲や肥大した歯根（パノラマX線写真）

図10 円錐形の歯根（パノラマX線写真）

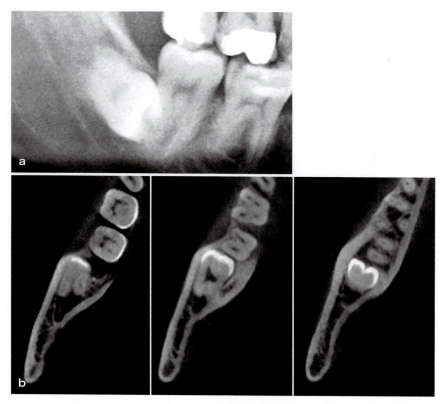

図11 複数根存在
a：パノラマX線写真
b：CT（水平断）

がる根の場合は非常に困難な抜歯となる．また複数根存在する場合はパノラマX線写真で判定がつかない場合も多い（図11）．予定していたように抜歯ができない場合は，このような可能性を考え，アプローチ方法を変える必要がある．

難易度判定においても，パノラマX線写真から難抜歯が予想される場合はCTを撮影するか専門機関への紹介が望ましいと考えられる．

埋伏智歯抜歯では，しばしば難易度評価とリスク評価が混同されがちであるが，上述のように明確に分けて考えることで，より正確な術前診断が可能である．

術式：埋伏歯抜歯術

　一般的に，外来において局所麻酔下で行われる．両側智歯の抜歯を同時に行う場合など長時間を要する場合は，入院し静脈内鎮静下や全身麻酔下で行われることもある．

【使用器具】
- 消毒（口腔外，口腔内）
- 基本セット（ミラー，ピンセット）
- 麻酔（浸潤麻酔用・伝達麻酔用ホルダー，麻酔薬，浸麻針・伝麻針）
- No.11 メスまたは No.15 メス
- ピンセット（有鉤，無鉤）
- 粘膜剥離子，骨膜剥離子
- 骨ヤスリ
- タービン，エンジン，骨バー
- ヘーベル
- 破骨鉗子
- 鋭匙
- 縫合用器具（持針器，針，縫合糸）
- 洗浄用セット（洗浄針，シリンジ，生理食塩水）
- ガーゼ

1）触診・局所麻酔

　麻酔に先立ち，必ず手指で歯，骨の触診を行う．具体的には智歯周囲炎の症状はないか，埋伏歯冠が粘膜下に触れるか，第二大臼歯遠心から下顎枝の立ち上がりまでの距離はどうか，内・外斜線は極端に外側に広がっていないかなどである．次に麻酔に移るが，麻酔薬の注入はもちろんのこと，針で埋伏歯冠の位置，歯根膜の位置（触知可能な場合）など手指で確認しえない深部の情報を確認する．舌側（遠心舌側）には骨の裏打ちがない場合が多いため，気づかないうちに深部まで針が挿入されがちである．舌神経の損傷を避けるためにも，針の挿入は不動粘膜にかぎって行うべきである．

2）切開および粘膜骨膜弁の作製

　下顎枝前縁で第二大臼歯の遠心に 10mm の遠心切開を加え，第二大臼歯の歯頚部に沿って近心頬側へ延長し，近心頬側隅角で前下方に 30°の角度で縦切開を加える[2]．この際，上述の Pell & Gregory 分類において Class I の場合，第二大臼歯遠心の切開が外側後方に伸びるが，Class III の場合，外側後上方（下顎枝前縁）に伸びる．術前での画像診断と触診および麻酔針での骨形態の触知が非常に重要である．

　抜歯を行う際は常に全層弁を作製する．そのため粘膜上皮から骨膜までしっかりと切開し，骨膜下での剥離操作を行う．

　これまでにさまざまな切開法が開発されてきたが，本章では現在最も多く利用されて

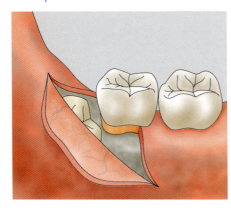 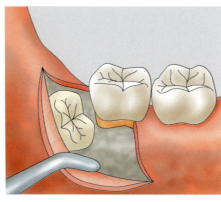

図12 切開の始点と終点
図13 牽引した場合の術野

いる Triangular (three-cornered) flap について説明する．このフラップデザインは三角弁法ともいい，一般的に術野の確保が容易であるとされている．縦切開の位置は歯肉退縮を避けるために歯間乳頭部は避け近心隅角部に設定する．縦切開の長さは症例に応じ調整する必要がある．明視野下における術野は切開の始点と終点で決まる（図12）．弁を圧排してもこの2点を結んだ線よりわずかに外側に視野が広がる程度であり，これがフラップをデザインする時に考慮すべきポイントである（図13）．

3）骨削除

埋伏歯の歯冠の最大豊隆部が現れるまで骨を削除する．歯の抜去方向に応じて，障害となる部分の骨を削除する．抜去時にヘーベルの支点となる部分を歯頸部にフィッシャーバーで作製する．

4）歯冠・歯根の分離・分割

ダイアモンドバーもしくはゼックリアバーを用いて歯冠を分割する．ゼックリアバーは破折しやすいので注意する．歯冠分割の際に舌側歯冠は残りやすいことに注意する．しかし舌側皮質骨の骨膜直上を舌神経が走行していることが多く（後述），また，舌側皮質骨は非常に薄い（もしくはない）ため，わずかに歯質を残してヘーベルなどで最終的な分割を行うと安全である．

歯冠を除去し，不良肉芽や歯嚢を鋭匙と破骨鉗子で除去する．歯根分割はフィッシャーバーで行う．まず髄腔内に到達し頬舌側にバーを動かし，歯根を近遠心に分割を行う．ヘーベルを用いて歯根を脱臼させ破骨鉗子などで除去する．

5）縫合

生理食塩水で創をよく洗浄する．粘膜骨膜弁の裏や抜歯窩内に歯や骨の切削片がないか確認を行う．弁を復位させ縫合する．

合併症としては，感染，ドライソケット，出血，疼痛，第二大臼歯遠心の骨欠損，第二大臼歯や下歯槽神経の損傷，下顎骨骨折などが挙げられる．抜歯の時期は，歯根の完成前（25歳程度），遅くとも35歳までに行っておくほうが，合併症が少ない．

臨床例

20歳，女性．8̄ 抜歯のため来院．智歯周囲炎の既往なし

下歯槽神経障害リスク評価：根尖のみわずかに根未完成歯，術前パノラマX線写真（図14a）より下顎管と根尖の重なりが認められたが，歯根膜腔が根尖まで明瞭でかつ下顎管の圧迫や迂回もないため損傷のリスクは低いと考えられた．

下顎埋伏智歯の抜歯の難易度：術前パノラマX線写真（図14a）よりPell & Gregory分類でClass Ⅱ，Position Aと骨削除量も少なく，術野の明示や器具の到達も比較的容易な抜歯が予想された（図14b〜q）．

図14　埋伏歯抜歯術

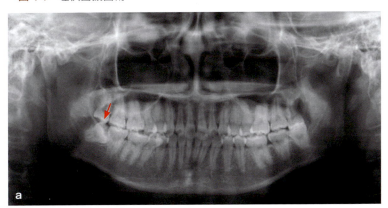

a：術前パノラマX線写真

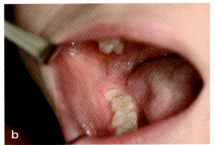
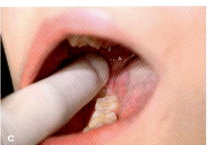
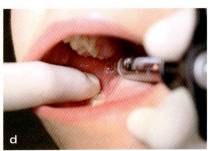

b〜d：骨形態の触知と麻酔．下顎枝前縁や埋伏歯冠を触診で確認した

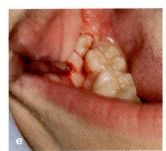
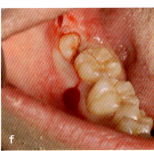
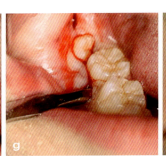
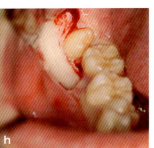

e〜h：切開・粘膜骨膜弁の作製．全層弁で剥離を行った

Chapter 5

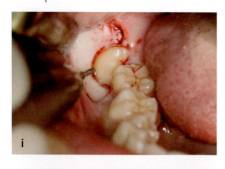

i：骨削除．歯冠の最大豊隆部が見えるまで骨削除を行った

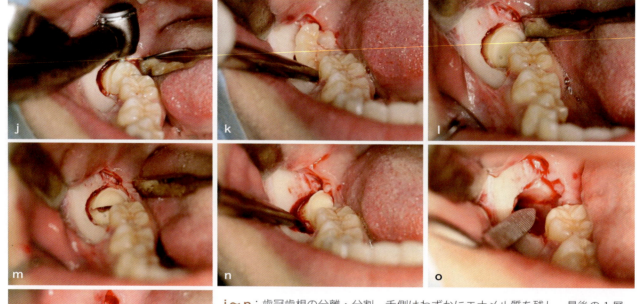

j～p：歯冠歯根の分離・分割．舌側はわずかにエナメル質を残し，最後の1層はヘーベルで分割を完了した．歯根は頬舌的にバーを動かし，近遠心根に分割を行った．最後に骨ヤスリで骨鋭縁を平坦化した

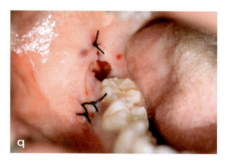

q：縫合

手術解剖

　下顎管は下顎埋伏智歯抜歯において最も重要な解剖学的構造である．下顎枝中央の高さで下顎枝内側にある下顎孔から下歯槽神経動静脈が侵入する．下顎管の平均径は2.52mmで，下歯槽神経，動脈，静脈の平均径はそれぞれ1.84mm，0.42mm，0.58mmであり[11]，下歯槽神経と比較すると動静脈は非常に細い．

　次に重要な構造は舌神経である．概要でも述べたように，下顎埋伏智歯抜歯において

0.24％の頻度で舌神経障害が起こる．舌神経の下顎智歯付近での正常走行と0.15％にみられた異常走行[12]を示す（図15）．粘膜切開においてこの舌神経損傷を避けるためには遠心方向への切開を意識的に頬側（外側）へ向ける必要がある．また14％においては舌側歯槽頂より上を通過しており，舌側の粘膜を愛護的に扱わない場合にも損傷のリスクがある．それ以外の約86％の症例において，舌神経は平均して舌側骨面から約2mm内側，舌側歯槽頂から約3mm下方を通過していた．さらに驚くべきことに全体の22％においては舌側骨面に接していた（図16，19ページ図19参照）．つまり，歯冠分割の際に舌側歯槽骨を穿孔した場合の舌神経損傷のリスクが非常に高いことを認識しなければならない．しかし，万が一損傷した場合でも，麻酔の影響で術中には気がつかないことが多いとされる．

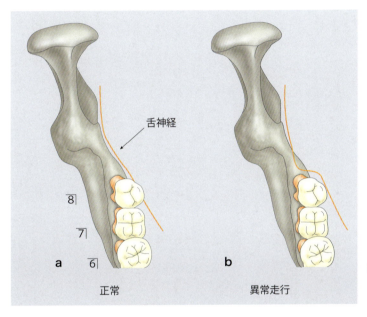

図15 舌神経の走行（a：正常，b：異常）
（文献12をもとに作成）

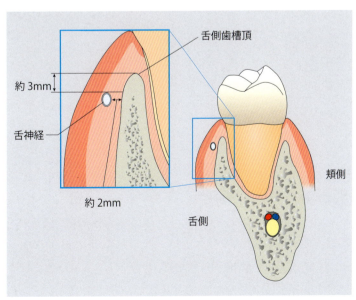

図16 舌神経と舌側骨壁
（文献12をもとに作成）

Chapter 5

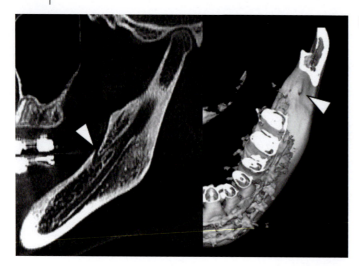

図17 臼後孔

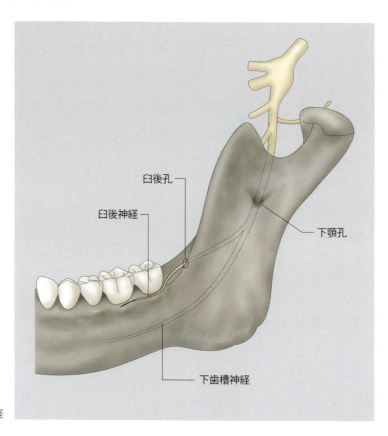

図18 臼後神経

　臼後孔（図17）とは臼後部に存在する下顎管と連続する孔であり，頻度は12〜75％と比較的高い頻度で認められる．Motamediらによる報告では正常な構造のバリエーションと位置づけられた[13]．これは下顎孔付近の下顎管から直接分枝するものであるため，構成要素も下顎管に近い．その多くはレトロモラーパッドや臼後孔から1〜2歯ぶん前方までの頬側歯肉に神経を分布している（図18）．また，その中に含まれる動静脈は非常に小さいため，損傷しても大出血にはならないと考えられる．パノラ

マ X 線での検出率は 1% 以下と非常に低いが，損傷した際のリスクがあまり高くないことから，全症例で CT を撮って確認するほどのものではない[13].

術後管理

智歯周囲炎の症例，骨削除量の多い症例，ステロイドなどによる免疫低下や糖尿病などの基礎疾患を有する症例には抗菌薬を処方する．非ステロイド系消炎鎮痛薬やアセトアミノフェンなどの鎮痛薬も必要に応じて処方する．

文献

1) Lee B, et al. Assessment of the proximity between the mandibular third molar and inferior alveolar canal using preoperative 3D-CT to prevent inferior alveolar nerve damage. Maxillofac Plast Reconstr Surg. 2015; 37(1): 30.
2) White paper on the management of third molar teeth. American Association of Oral and Maxillofacial Surgeons, 2016.
3) Bouloux GF, et al. What is the risk of future extraction of asymptomatic third molars? A systematic review. J Oral Maxillofac Surg. 2015; 73(5): 806-811.
4) Rood JP, Shehab BA. The radiological prediction of inferior alveolar nerve injury during third molar surgery. Br J Oral Maxillofac Surg. 1990; 28(1): 20-25.
5) 田中俊憲ほか．下顎智歯と下顎管との位置関係に関する3次元CT画像による観察．日口外誌．2000；46(5)：251-261．
6) Kipp DP, et al. Dysesthesia after mandibular third molar surgery: a retrospective study and analysis of 1,377 surgical procedures. J Am Dent Assoc. 1980; 100(2): 185-192.
7) Guerrero ME, et al. Can preoperative imaging help to predict postoperative outcome after wisdom tooth removal? A randomized controlled trial using panoramic radiography versus cone-beam CT. Clin Oral Investig. 2014; 18(1): 335-342.
8) 伊藤正樹ほか．下顎智歯と下顎管の位置関係；CTによる術前評価．日口外誌．1994；40：148-154．
9) Pell GJ, Gregory BT. Impacted mandibular third molars: classification and modified techniques for removal. Dent Digest. 1933; 39: 330-338.
10) García AG, et al. Pell-Gregory classification is unreliable as a predictor of difficulty in extracting impacted lower third molars. Br J Oral Maxillofac Surg. 2000; 38(6): 585-587.
11) Kilic C, et al. The position of the mandibular canal and histologic feature of the inferior alveolar nerve. Clin Anat. 2010; 23(1): 34-42.
12) Behnia H, et al. An anatomic study of the lingual nerve in the third molar region. J Oral Maxillofac Surg. 2000; 58(6): 649-651.
13) Motamedi MH, et al. Anthropomorphic assessment of the retromolar foramen and retromolar nerve: anomaly or variation of normal anatomy? Int J Oral Maxillofac Surg. 2016; 45(2): 241-244.

Chapter 6
歯根嚢胞（直視下手術）

飯田昌樹

Point

☑ 診断のポイントは，"原因歯が必ず失活している"ことである．
☑ 歯冠大を超える大きさの病変であれば，外科的治療が選択される場合が多い．
☑ 嚢胞がオトガイ孔，下顎管，鼻腔，上顎洞に近接している場合は，CTでの精査が望ましい．

概要

　歯根嚢胞は慢性根尖性歯周炎に継発して根尖部に発生する嚢胞で，側枝から生じたものは歯周嚢胞と呼ばれる．顎嚢胞の50％程度を占め，原因となる無髄歯が必ず存在し，多くは永久歯に生じる．

　X線所見では原因歯の根尖を含んだ類円形の透過像として認められる．大きさは歯冠大程度の小さなものから鶏卵大程度の大きなものまでさまざまであるが，大きな病変では角化嚢胞性歯原性腫瘍やエナメル上皮腫などの腫瘍性病変との鑑別を要する場合もある．また大きな歯根嚢胞では，原因歯以外の隣在歯も病変に含まれる場合もあり，これらは生活歯であることも少なくない．臨床所見としては多くの場合は無症状であるが，感染を伴い急性炎症を呈している場合もある．

　本章では歯根嚢胞の術前評価，歯根端切除術および嚢胞摘出術の術式について詳述する．（マイクロスコープを用いた術式については，次章で詳述する）

術前評価

　X線所見で根尖性歯周炎および歯根肉芽腫と，小さな歯根嚢胞とを鑑別することは困難である．根管治療で改善しない場合，あるいは根管治療が不可能な場合には外科的治療の適応となる．また歯冠大を超える大きさの病変であれば外科的治療が選択される場合が多い．

外科的治療の術式は，① 抜歯＋囊胞摘出術，② 歯根端切除＋囊胞摘出術，③ 開窓術のいずれかが行われ，①は原因歯の保存が困難な症例，②は囊胞に含まれる歯根が1/3以下で原因歯の保存が可能な症例，③は大きな囊胞で囊胞が上顎洞や下顎管などに近接している症例の一次治療に，それぞれ適応される．大きな囊胞に対して①や②を適応し一次閉鎖を行うと，血腫を形成し感染する可能性があるため③を検討するが，通院が頻回となるため患者との相談が必要である．抜歯と歯根端切除の選択は，囊胞と歯根との関係，動揺度，歯周ポケットの深さ，歯槽骨吸収の程度などを参考に，原因歯の保存が可能かどうかを総合的に判断する．

　原因歯の特定，および隣在歯を含めて歯髄反応の有無を必ず確認し，大きな囊胞ではCTで病変の範囲を確認する．囊胞が拇指頭大を超える場合，上顎洞や下顎管に近接する場合，大臼歯部の病変で歯根端切除を行う場合などでは，全身麻酔下で手術を行う．

　術前評価で，失活歯が明らかでない，あるいは失活歯が病変の中央に位置していない，複数の顎囊胞を認める，根尖が吸収している，頬舌的な骨膨隆を認める，羊皮紙様感を認める場合などでは，角化囊胞性歯原性腫瘍やエナメル上皮腫との鑑別が必要となる．

術式

　局所麻酔下の直達視野での手術は小臼歯までが限界で，大臼歯の歯根端切除術には内視鏡が有用である．また，術前に歯根端切除を行う歯の根管充填を済ませておく必要がある．手術時の逆根管充填材料としてはスーパーEBAセメント®やスーパーボンド®が用いられる[1,2]．

【使用器具】
- No.15 メス
- 無鉤ピンセット
- 骨膜剝離子
- 扁平鈍鉤
- 粘膜剝離子
- 歯科用ミラー，マイクロミラー
- 歯科用鋭匙，スプーンエキスカベーター
- 歯科用エンジン（ラウンドバー，フィッシャーバー，カーボランダムバー）
- 超音波スケーラー（逆根管充填窩洞形成用チップ）
- 逆根管充填材料（スーパーEBAセメント®，スーパーボンド®など）
- セメント充填器（逆根管充填用）
- 持針器
- 縫合糸（4-0バイクリル®など）

1）抜歯・囊胞摘出術

　小さな囊胞で注意すべき解剖学的構造物が近接しない場合で，抜歯窩から囊胞が摘出できると判断した場合は，最初に原因歯を抜歯する．その後抜歯窩から囊胞を剝離して

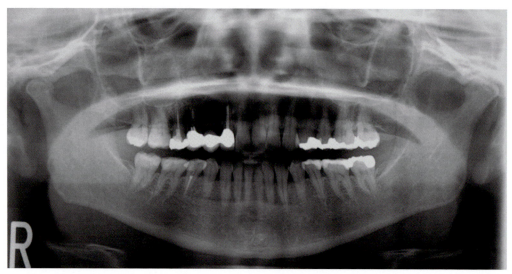

図1　3|部の残留嚢胞

一塊として摘出する．その際，歯科用鋭匙の背部を利用して剥離するとよい．この術式の適応は，嚢胞腔が直視できる場合にかぎる．

　嚢胞が比較的大きい場合，犬歯や大臼歯などで嚢胞が深部に存在する場合，上顎洞や下顎管などが近接している場合には，抜歯窩から盲目的にアプローチせず，粘膜骨膜弁を作成することで視野が良くなり嚢胞を摘出しやすくなる．また，必要に応じて骨削除を行うこともできる．

　嚢胞を分割して摘出すると遺残した嚢胞により再発したり，残留嚢胞となる場合があるので（図1），一塊として摘出する．粘膜骨膜弁を元に戻して縫合し，抜歯窩は開放創でよい．

2）歯根端切除術

　通常は Partsch 切開法（図2）を用いて粘膜骨膜弁を剥離・挙上するが，歯周組織の状態が悪い場合，嚢胞が大きい場合，上唇小帯やオトガイ孔など解剖学的構造物の損傷を避けたい場合などには Wassumund 切開法（図3）を用いて広く術野を展開する．いずれの切開法でも切開線は必ず健常骨上に設定し，骨膜まで確実に切開することが骨膜を挫滅させずに粘膜骨膜弁を作成するためのポイントである．

　X線写真を参考に探針を用いて嚢胞の位置を確認し，嚢胞直上の骨を削除する．削除範囲が小さいと不要なアンダーカットが生じ，病巣が残存したり，後の逆根管充填操作が難しくなったりするので注意する．歯科用鋭匙や粘膜剥離子を用いて嚢胞を剥離し一塊として摘出する．歯根背側の嚢胞が剥離困難で一塊として摘出できない場合もあるが，その際には歯根端切除後にスプーンエキスカベーターなどで十分搔爬する．

　歯根の切除範囲は必要最小限に留めるが，明らかな汚染歯質は確実に除去する．切除はラウンドバー，フィッシャーバー，ダイヤモンドバー，平ノミなどを使用し，歯軸に

歯根嚢胞（直視下手術）

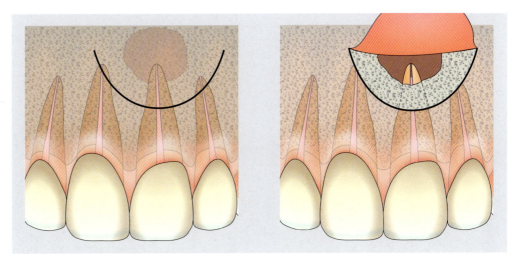

図2 Partsch切開法　切開線の頂点は辺縁歯肉から5mm以上離す

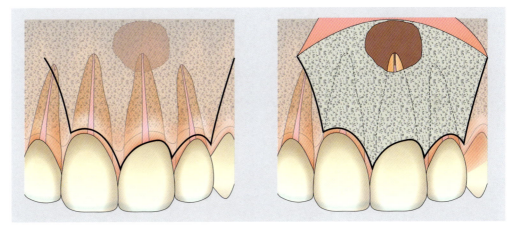

図3 Wassumund切開法

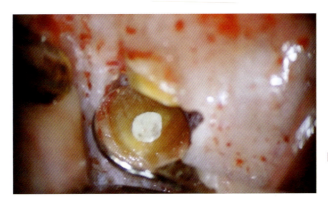

図4 EBAセメントによる逆根管充填（坂上デンタルオフィス坂上　斉先生のご厚意による）

対して垂直に切除する．嚢胞摘出，歯根切断の際には，隣在歯の歯根の損傷，上顎洞への穿孔，オトガイ孔や下顎管の損傷などに十分注意する．

　マイクロミラーで根管の切断面を確認した後，逆根管治療用超音波チップを使用し，根管に沿って逆根管充填窩洞を形成する．窩洞の深さは3mmは確保し，再度マイクロミラーでイスムスや破折線の有無を確認した後にスーパーEBAセメント®やスーパーボンド®などを用いて逆根管充填する（図4）．この際，しっかり止血を行い，血液な

Chapter 6

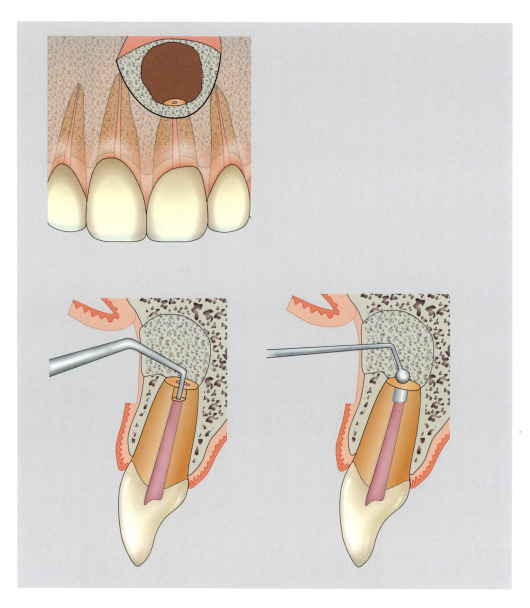

図5 歯根端切除術

どで汚染させないこと，死腔を作らないこと，十分乾燥させることが重要である．必要に応じて余剰なセメントをカーボランダムポイントで削除する（図5）．

十分に洗浄した後で粘膜骨膜弁を復位させ，縫合閉鎖する．

手術解剖

本術式で術野に確認しうる，もしくは損傷する可能性のある解剖学的構造物は，上顎洞，鼻腔，切歯管（鼻口蓋神経，蝶口蓋動脈），オトガイ孔（オトガイ神経，オトガイ動静脈），下顎管（下歯槽神経，下歯槽動静脈）である．これらの構造物と病変との位置関係を術前に十分把握しておくことが重要で，評価にはCTが最も有用である．

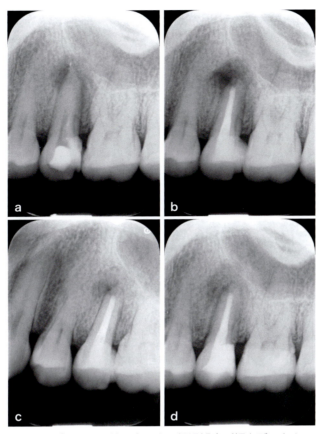

図6 デンタルX線写真による経過観察（坂上デンタルオフィス坂上　斉先生のご厚意による）
a：術前，b：根切直後，c：3カ月後，d：6カ月後

　上顎洞粘膜や鼻腔粘膜を誤って損傷した場合，あるいは囊胞と癒着し穿孔が避けられなかった場合には，骨の削片やセメントなどの異物を迷入させないよう細心の注意を払い，粘膜骨膜弁で完全に閉鎖し，必要に応じて抗菌薬の投与を行う．

術後管理

　デンタルX線写真で経過観察を行う．瘢痕治癒し，囊胞腔に新生骨を認めず透過像が残存する場合もあるが，感染所見や透過像の拡大傾向がなければ問題はない（図6）．

文献

1) Wälivaara DÅ, et al. Super-EBA and IRM as root-end fillings in periapical surgery with ultrasonic preparation: a prospective randomized clinical study of 206 consecutive teeth. Oral Surg Oral Med Oral Pathol Oral Radiol Endod. 2011; 112(2): 258-263.
2) Otani K, et al. Healing of experimental apical periodontitis after apicoectomy using different sealing materials on the resected root end. Dent Mater J. 2011; 30(4): 485-492.

Chapter 7
Endodontic Microsurgery

嘉村康彦

Point

☑ 外科的歯内療法は非外科的歯内療法が奏功しない，もしくは困難な症例に適応される．歯内療法においては外科的歯内療法に先立ち，非外科的歯内療法が常に検討されるべきである．

☑ マイクロスコープ，超音波器具の導入により，外科的歯内療法の成功率は大幅に向上した．マイクロスコープ，超音波器具を使用したEndodontic Microsurgery（現在型術式）とそれらを使用しないEndodontic surgery（従来型術式）を明確に区別する必要がある．

☑ 本術式で損傷する可能性のある解剖学的構造物は，上顎洞，下歯槽神経，オトガイ神経である．根尖周囲病変は歯周病変と異なり，プロービングなどの臨床評価が困難であるため，CBCTを含めた適切な画像分析が必須である．

概要

根尖性歯周炎は辺縁性歯周炎と同様，細菌もしくは微生物感染症である．難治性根尖性歯周炎の病因として，以下の4つが挙げられる（図1）．

① 根管内微生物（Intraradicular microorganisms）
② 根管外感染（Extraradicular infection）
③ 異物反応（Foreign body reaction）
④ 歯根嚢胞（True cysts）

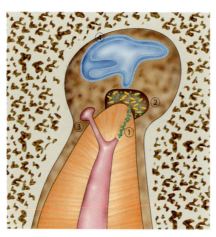

図1　難治性根尖性歯周炎の病因

非外科歯内療法においては，根管外感染，根管外異物の除去や歯根囊胞の治癒は困難であるとされており，病因が根管内感染でない場合は従来の非外科歯内療法は奏功しない．そこで外科的歯内療法の出番となる．

外科的歯内療法の種類は以下の通りである．

① 切開排膿（Incision and drainage）
② 開窓術（Trephination）
③ 歯根端切除術（Apicoectomy）
④ 再植術（Intentional replantation）
⑤ 自家歯牙移植術（Auto transplantation）
⑥ 歯根切断術（Root amputation）
⑦ 歯根分割抜去術（Hemisection, Trisection）
⑧ 歯根分離術（Root separation）

本章では③の歯根端切除術に焦点をあてる．

近年の器具や術式の進歩により，歯根端切除術の成功率は確実に向上している．歯根端切除においてはマイクロスコープによる拡大，超音波器具による逆根管形成とMineral Trioxide Aggregate（MTA）などの生体親和性，封鎖性に優れた材料を使用して逆根管充填を行う．Setzerらのシステマテックレビューにおいては，従来型術式の成功率が59％であるのに対して，現在型術式の成功率は94％であり，有意に成功率が高いことを報告している[1]．以下に現在型歯根端切除術の術前評価と術式を説明する．

術前評価

非外科根管治療では，60〜90％の根尖性歯周炎は治癒もしくは予防することができる．通常の非外科根管治療で治癒しない症例に対し，顕微鏡を用いた外科的歯内療法処置を行うことで，96〜99％の症例で根尖性歯周炎は治癒に導くことができる．

外科的歯内療法の適応としては，根管治療が奏功しない難治性根尖病変である．また，除去困難なポスト，破折器具やレッジ，根管閉塞，トランスポテーション，過去の外科治療の失敗，垂直的歯根破折の疑われる場合，生検の必要な場合といったように，非外科的歯内療法では良好な予後が見込めない場合も歯根端切除術の適応となる（図2）．

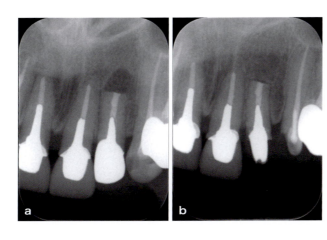

図2　他院での歯根端切除術後の再発症例に対する再歯根端切除術（坂上デンタルオフィス坂上　斉先生のご厚意による）
　　a：術前，b：術後

また近年，根管の解剖学的構造を把握するためだけではなく，上顎洞，下歯槽神経，オトガイ孔の確認による術後合併症を防ぐためにも，術前に CBCT による三次元的評価を行うことが推奨されている．

術式

マイクロスコープ使用のタイミングはそれぞれの経験や臨床的技術によるが，骨削除，歯根端切除，逆根管形成，充填においては必ず使用されるべきである．

【使用器具】
・マイクロスコープ
・No.15 メスまたは No.12 メス
・剝離子
・鉤
・歯肉ピンセット
・鋭匙
・角度付き外科用タービン
・リンデマンバー
・マイクロエクスプローラー
・マイクロミラー
・逆根管充填用充填器
・持針器
・手術用ハサミ

1）フラップデザインマネージメント（切開線）

外科処置において軟組織のマネージメントは，審美的，機能的な術後経過を得るためにはきわめて重要であり，少なくとも2つの考慮すべきポイントがある．フラップデザインマネージメントと縫合（後述）である．

外科的歯内療法においては歯槽骨および歯根に直接アプローチし，処置を行うため，フラップは粘膜骨膜弁を全層弁として剝離挙上する必要がある（部分層弁を適応することはまれである）．可動軟組織，非可動軟組織に良好な血液循環を促すために，一般的によく適応される切開線として4つの切開線がある．すべての切開において，骨欠損部を切開線がまたがぬように設定する必要がある．

（1）Intrasulcular incision（図 3a）

歯根全体を露出させるため，歯根の状態を精査することができる[2]が，術後の歯肉退縮や歯肉形態異常を伴うことがある[3]．

（2）Submarginal incision（図 3b）

Oschenbein-Luebke technique としても知られているが，最低でも2mmの付着歯肉が必要であり，歯冠側1/3歯根を露出させない切開方法である[2]．スキャロップ型の切開はフラップを復位させる際のランドマークになることから，推奨されている[4]．

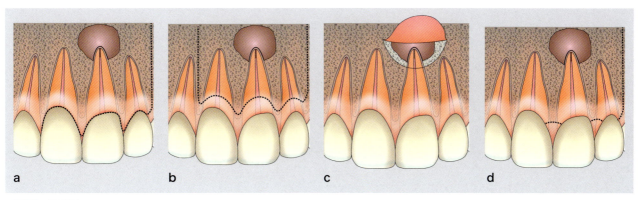

図3　切開線
　a：Intrasulcular incision，b：Submarginal incision，c：Semilunar incision，d：Papilla-based incision

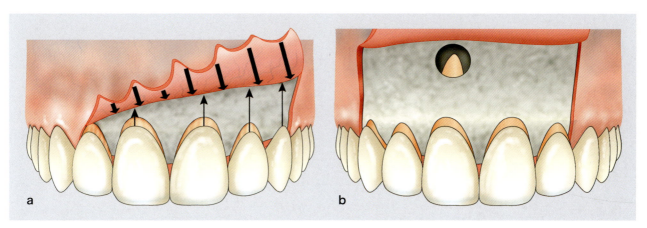

図4　縦切開
　a：三角弁，b：方形弁もしくは台形弁

（3）Semilunar incision（図3c）

歯槽粘膜に行う切開で歯根露出は最小範囲であるが，視野の明示が困難であり，現代式歯根端切除術においては滅多に使われない術式である[2]．

（4）Papilla-based incision（図3d）

Intrasulcular incisionの修正形で，歯間乳頭を温存しながらも歯根全体を露出させる方法である．

縦切開は水平切開線に連続して行われる．1つの縦切開はtriangular flap（三角弁，図4a），2つであれば方形弁もしくは台形弁を形成する（rectangular or trapezoidal，図4b）．方形弁を形成する際には縦横比が2：1の比が推奨される[2]．縦切開は血液供給を妨げないように血管の走行に平行に行うことが推奨される（図5）．

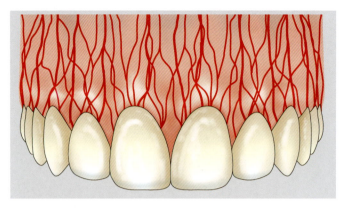

図5 血管の走行

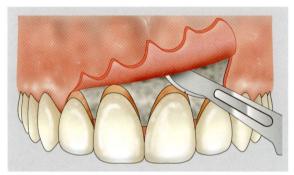

図6 剥離

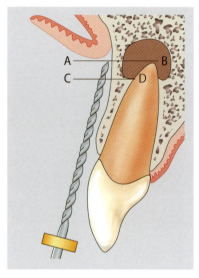

図7 骨切削部位の決定

2）剥離（図6）

剥離は骨を視認し，病巣へアプローチするために行う．外科的歯内療法においては前述のように，骨を明示するため全層弁として剥離を行う．

上皮化したサイナストラクトが認められる場合には，フラップの挙上の際にメスにて病巣とフラップを切離する必要がある．メスは皮質骨に平行にフラップを穿孔しないよう，適度にフラップにテンションをかけつつ明示しながら行う．

3）骨削除

骨削除は歯根端の露出および精査を目的とする．注水により冷却を行いながら回転切削器具を用いて行う．病変が皮質骨へ穿孔していない場合には，歯根長をX線写真にて計測し，骨切削部位を臨床的に決定する（図7）．下顎臼歯など病巣部までの距離があり，病巣部位の把握が困難な場合は，皮質骨を削除後，同部位にキャビトン®などのX線不透過性の材料を置き，デンタルX線撮影をすると部位の把握が容易である．

最小限の骨削除はより良い治療結果につながると報告されている[5]．実際に逆根管形成，充填を行うための骨窓は半径5mmあれば十分である．

骨削除の際，マイクロスコープの拡大倍率は最小で行うのがよい．またハンドピースはアングルがついたものを使用すると，視野の確保が行いやすい（図8）．

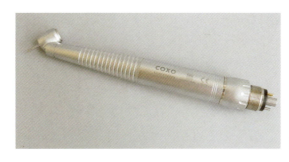

図8 アングルがついたハンドピース

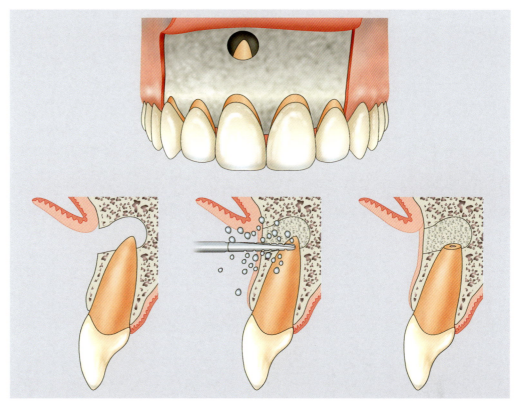

図9 歯根端切除

4）歯根端切除（図9）

　歯根端切除は骨の熱傷を防ぐために，十分な冷却を行いつつ，高速回転器具にて行う[6]．Blockらは大半のアピカルデルタを切除するのに3mmの歯根端切除が必要であると述べているのに対し[7]，Wellerらは上顎第一大臼歯近心頬側根ではイスムスを露出させるのに4mmの切除が必要であるとしている[8]．歯根端切除は根管孔外のバイオフィルム形成や肉芽組織の形成などから臨床的な判断が必要となる．ここでは最低3mmの切除が必要であることを念頭に置いてもらいたい．

　従来型術式においてはベベルをつけることが推奨されてきたが，現在型術式ではベベルをつけることは推奨されていない．マイクロスコープと超音波器具の導入により，ベベルをつけずとも視野の確保が可能になったこと，ベベルをつけることにより舌側（口蓋側）の根管を見逃す可能性があること，より多くの象牙細管を露出させることになり再感染リスクを高める可能性があることなどが理由として挙げられる[9]．

5）逆根管形成（図10）

　歯根端切除後にはマイクロスコープは最大倍率もしくはそれに近い倍率にし，メチレンブルーにて切除面の染色を行い（図11），歯根破折，イスムスや見逃し根管などの精査を行った後[10]，3mm の逆根管形成を行う[11]．

　逆根管形成は専用の超音波チップで行うのがよい．その際には歯冠歯根の関係を確認しながら，最小倍率でオリジナルの根管形態を侵さないように逆根管形成を行う．

6）逆根管充填（図12）

　逆根管充填がアマルガムで行われていた時代もあったが，生体親和性，辺縁封鎖性，充填後の膨張による歯根への影響などの観点から現在は推奨されない．近年，逆根管充填材料には MTA を中心とした Calcium Silicate cement が第一選択として使用される．MTA は水硬性セメントであり，湿潤状態において硬化するが，血液などにより流される危険性があるため，骨面やフラップの止血を行い，Stropko® シリンジ（図13）で逆根管形成部を乾燥後充填する必要がある．逆根管充填後には滅菌綿球などで切断歯根面から余剰セメントを除去し，必要に応じてバーで切断面を整える．

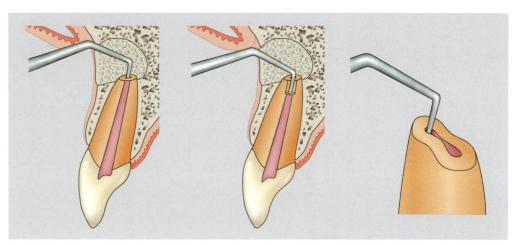

図10　逆根管形成

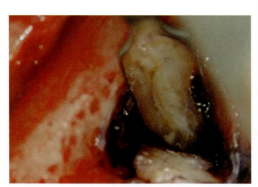

図11　上顎第一大臼歯近心頬側根のメチレンブルー染色（川勝歯科医院田中利典先生のご厚意による）

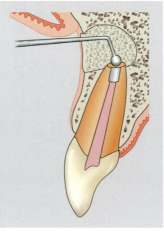

図12　逆根管充填

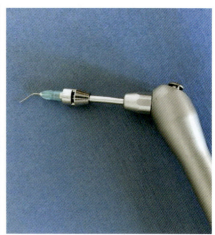

図13　Stropko® シリンジ

7）縫合

　フラップは正確に復位し，血液循環を阻害しないよう適切なテンションをかけて縫合する．組織のダメージを最小限にするために 6-0 や 8-0 などの細い縫合針が望ましい．縫合糸は 48 〜 96 時間ほどで除去されるべきである[2]．

手術解剖

　前章（60 〜 61 ページ）に準ずる．

術後管理

　術後感染，疼痛を最大限防ぐため，必要に応じ抗菌薬，消炎鎮痛薬（NSAIDs）の処方を行う．

文献

1) Setzer FC, et al. Outcome of endodontic surgery: a meta-analysis of the literature--part 1: Comparison of traditional root-end surgery and endodontic microsurgery. J Endod. 2010; 36(11): 1757-1765.
2) Velvart P, Peters CI. Soft tissue management in endodontic surgery. J Endod. 2005; 31(1): 4-16.
3) Kramper BJ, et al. A comparative study of the wound healing of three types of flap design used in periapical surgery. J Endod. 1984; 10(1): 17-25.
4) Vreeland DL, Tidwell E. Flap design for surgical endodontics. Oral Surg Oral Med Oral Pathol. 1982; 54(4): 461-465.
5) Barone C, et al. Treatment outcome in endodontics: the Toronto study--phases 3, 4, and 5: apical surgery. J Endod. 2010; 36(1): 28-35.
6) Nicoll BK, Peters RJ. Heat generation during ultrasonic instrumentation of dentin as affected by different irrigation methods. J Periodontol. 1998; 69(8): 884-888.
7) Block RM, et al. A histopathologic, histobacteriologic, and radiographic study of periapical endodontic surgical specimens. Oral Surg Oral Med Oral Pathol. 1976; 42(5): 656-678.
8) Weller RN, et al. Incidence and position of the canal isthmus. Part 1. Mesiobuccal root of the maxillary first molar. J Endod. 1995; 21(7): 380-383.
9) Tidmarsh BG, Arrowsmith MG. Dentinal tubules at the root ends of apicected teeth: a scanning electron microscopic study. Int Endod J. 1989; 22(4): 184-189.
10) Cambruzzi JV, et al. Methylene blue dye: an aid to endodontic surgery. J Endod. 1985; 11(7): 311-314.
11) Mattison GD, et al. Microleakage of retrograde amalgams. J Endod. 1985; 11(8): 340-345.

Chapter 8
歯周外科治療

築山鉄平

Point

【歯周ポケットの除去や減少を目的とする「マイナス（引き算）」の歯周外科治療】
- ☑ 歯周非外科治療と歯周外科治療の大きな違いは，目的部位への十分なアクセスを得られることである．
- ☑ 組織付着療法（ウィドマン改良フラップ手術）と切除療法の利点欠点，適応と術式を正しく理解する．
- ☑ 創傷治癒は修復であるため，正常歯周組織と比べて付着は弱い．術後，生理学的な歯肉形態が損なわれる場合があるため，プラーク貯留が起こしやすいリスク部位として認識する必要がある．

【失われた歯周組織の再生を目的とする「プラス（足し算）」の歯周外科治療】
- ☑ 欠損形態による再生治療の治癒ポテンシャルを理解する．3壁性，2壁性垂直性骨欠損は再生治療に対して良好に反応する傾向が強い．
- ☑ 歯周組織再生療法は主に，メンブレン（遮断膜）を用いて上皮の下方成長をブロックしメンブレン下における歯根膜細胞を誘導する物理的原則に基づくGTR（歯周組織再生誘導法）と，骨移植，エムドゲインやその他の成長因子などの生物学的生理活性物質を用いて，歯周組織を構成するさまざまな細胞を誘導する生物学的な歯周組織再生療法に大別される．両者とも同様のアタッチメント増加，歯周ポケット減少をもたらすが，GTRのほうがよりテクニックセンシティブである．
- ☑ 歯周ポケット除去を主目的とする処置と異なり，フラップデザインは軟組織を最大限に温存する歯肉溝内切開が基本であり，歯間部は乳頭温存切開を常に用いる必要がある．

【歯周組織を生理的形態に戻すための歯周外科治療】
- ☑ 根面被覆処置の予知性を左右するMillerの分類を熟知する．
- ☑ 遊離歯肉移植術の適応を正しく理解する．
- ☑ 口蓋供給側（ドナーサイト），受容側の解剖学的特徴を正確に理解する．

歯周ポケットの除去や減少を目的とする「マイナス（引き算）」の歯周外科治療

概要

歯周ポケットの除去や減少を目的とする「マイナス」の歯周外科には，組織付着療法，切除療法が存在する．その目的は，
- 直視下での歯根の清掃/デブライドメントを行い，炎症を除去すること
- 感染を引き起こすプラーク付着を増加させる部位，特に歯周ポケットの減少または除去すること
- 病変が生じた組織を除去すること
- 歯周組織の辺縁部の生理的形態/構造を確立すること

が挙げられる．

術前

1）治癒機転，治癒期間

軟組織の治癒の完了は2〜3カ月程度が目安となる．しかしながら，歯肉弁根尖側移動術を行った場合に生物学的幅径が回復し，歯肉辺縁の寸法変化が安定するまでは6〜12カ月を要すると報告されている．したがって，外科処置後に予定している修復補綴処置の有無や，縁上縁下マージンの有無，審美領域かどうかによって次のステップまでの待時期間を見極める必要がある．

2）術前管理や注意事項

- 全身状態，内服薬の変更がないかを十分に確認する
- 手術前日は睡眠をしっかりとって，体調を整えて来院してもらう
- 動きやすい，締めつけのない軽めの服装で来てもらう
- 口唇周囲を消毒，清拭するためファンデーションや口紅などの化粧は極力控えてもらうことが望ましい
- 口腔内は清潔に保ち，PCR10%以下を目標とする
- 低血糖を予防するために，食事は軽めに消化の良いものを摂取してもらう
- 常用薬は通常どおり内服してもらう

以上の術前注意事項をチェックリスト形式で患者に渡せるものを用意しておくと，漏れがなくてよい．

術式

一般的に歯周外科で用いられる手用器具の一覧を図1に示す．

Chapter 8

1) 手術当日の確認事項

- 最新の X 線写真にアップデートされているか
- 常用薬内服の確認
- 投薬アレルギーの再確認
- 食事の確認
- 全身既往，当日の体調の確認
- 口紅，ファンデーションをとったか確認
- 血圧測定
- 手術に関するリスクについて再確認
- インフォームドコンセントへのサインの確認

2) 組織付着療法

組織付着療法は，歯根面および歯周ポケットの内部に蓄積した細菌および細菌由来の汚染物質を徹底的に取り除き，歯肉軟組織が根面に付着することを促すことを主目的とした手術法である[1]．

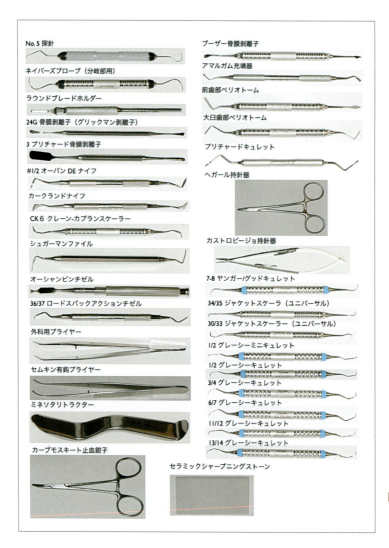

図 1 一般的に歯周外科で用いられる手用器具の一覧

方法としては歯周ポケット掻爬術，新付着術（Excisional New Attachment Procedure; ENAP），アクセスフラップ手術，ウィドマン改良フラップ手術（Modified Widman Flap; MWF）が挙げられる．切除療法と異なり歯肉弁の根尖側移動も行わず，原則歯槽骨の整形や切除は行わない．歯肉弁の厚みをコントロールしないため生物学的幅径は平均よりも厚くなり，付着の獲得量が多くなる．

しかし結果的に，最根尖方向部の付着は最小限の結合組織性付着が確立されるが，その歯冠側の付着は長い上皮性付着が確立され防御機構は脆弱になる．また4mm程度の歯周ポケットが残存することがあり，深い歯周ポケットの再発が起きないように通常よりもさらに確実な口腔衛生管理が求められる．本稿では最も術頻度が高いと思われるウィドマン改良フラップ手術を取りあげる．

【ウィドマン改良フラップ手術】（図2, 3）

歯周外科の種類は豊富にあるが，この手術法は標準的歯周外科処置としてその地位を確立している．目的は，歯肉縁下の根面滑沢や感染除去であり，ポケットの除去というより歯周組織をできるだけ温存し"修復"（接合上皮性付着）させることである．

適応：あらゆるタイプの歯周炎に適応．特に歯周ポケットが5〜7mmの場合

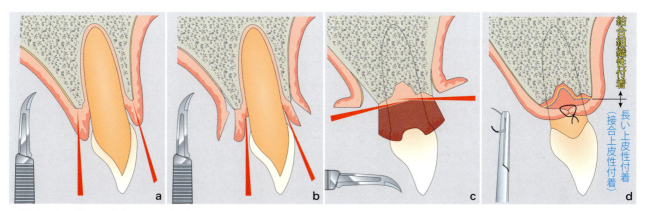

図2　ウィドマン改良フラップ手術
　a：最初の切開を歯肉マージンから0.5〜1.0mm程度離して，歯槽骨に向かって切開を加える．b：骨から2〜3mm全層弁で剥離．2本目の切開として歯肉溝内切開を加える．c：3本目の切開として歯槽骨上部に水平切開を加える．上皮と肉芽組織を除去し，スケーリングルートプレーニングを行い，根面を滑沢にする．フラップを元の位置に戻し，単純縫合で縫合する．d：MWFでは結合組織性付着と長い接合上皮性付着による「修復」という治癒形態を期待した処置である

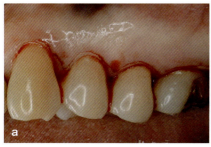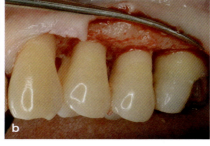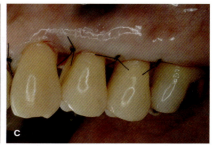

図3　ウィドマン改良フラップ手術
　a：スキャロップ状の切開などの小回りが必要な切開にはNo.12dが有効．最終的に切開を骨まで到達させる場合にはNo.15cあるいはオーバンナイフを用いる．全層弁の剥離はグリックマン剥離子などの先端が細すぎず太すぎない骨膜剥離子を用いて歯間乳頭部から行う．b：肉芽の除去（Yonger/Goodキュレット，McCallキュレット），スケーリングルートプレーニング（グレーシーキュレット）を徹底的に行う．c：5-0シルクあるいはモノフィラメント系縫合糸で単純縫合を行う

禁忌：ほとんどない

利点：最小限の切開，一次閉鎖が可能，審美障害が少ない，根面露出が少ない

欠点：ポケットの再発が起こりやすい，骨縁下欠損がある場合にポケットの完全除去はできない，歯間部にクレーターが生じやすくプラークコントロールが難しくなる

3）切除療法

切除療法には歯肉切除術，歯肉弁根尖側移動術，骨外科（骨切除，骨整形）が含まれる．前述した組織付着療法が辺縁歯肉を大きく切除せずに郭清された根面に歯肉弁を戻して長い接合上皮性付着を得ることが目的である一方，切除療法では歯肉辺縁部から歯肉辺縁カラーを大きく切除し歯肉弁を薄くコントロールすることで生物学的幅径のリバウンドを最小限にして歯周ポケットをほぼ完全に除去し，接合上皮性付着の幅を最小限に抑える意味合いがある．歯肉切除術は歯肉（仮性）ポケットあるいは骨縁上の歯周（真性）ポケットの除去を目的として行い，歯肉弁根尖側移動術，骨外科を含む切除療法は軽度‐中等度の骨縁下ポケットを主なターゲットにする（図4）．

【歯肉弁根尖側移動術＋骨外科】（図5）

重度に進行していない広範性歯周炎の場合に適応される．目的は歯周ポケットの深さを0〜2mmに減少させることである．結果的に歯肉が退縮するが，完全に健康な状態にすることが可能である．確実な効果を得るために適応を見きわめる目が必要になる．浅い骨縁下欠損に対して骨外科を併用することで歯槽骨や治癒後の歯肉形態をより生理的な形態に修正することが可能になる．この術式は臨床的歯冠延長術に応用することが可能になる．

適応：複数の歯牙に骨欠損が存在する「広範性」歯周炎に対し同時に対応する場合．骨縁下欠損で骨外科（骨整形術，切除術）が必要な場合．周囲組織形態が適切なプラークコントロールを妨げている場合．審美的・機能的歯冠延長術を目的とする場合

禁忌：審美的な症例，術後歯間乳頭退縮の可能性に対して患者の了解が得られない場合

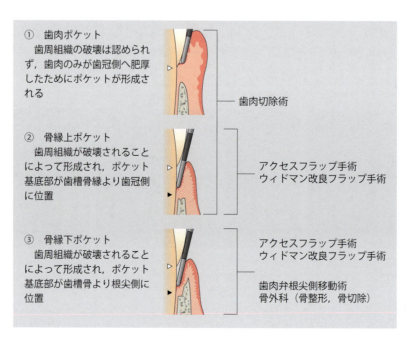

図4　歯周ポケットの分類

図5　歯肉弁根尖側移動術＋骨外科

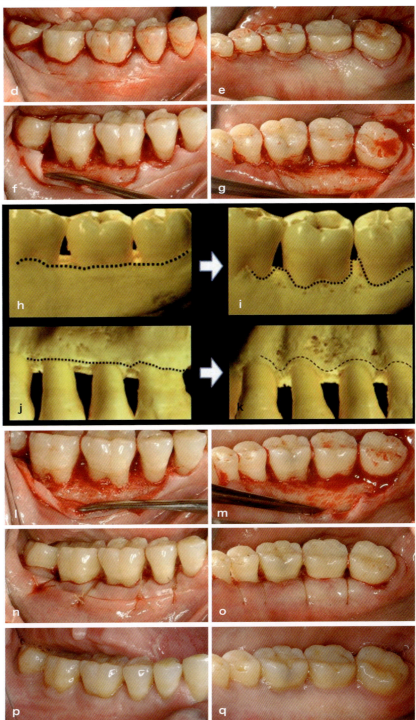

歯式	8			7			6			5			4		
PD	4	3	5	5	3	6	5	3	5	5	3	3	4	4	4
	6	5	5	5	2	3	4	3	3	4	4	4	5	3	5

c

a〜c：50歳，男性．7〜4 初期治療終了後，炎症が消退しているが，4〜6mm程度の歯周ポケットが残存している．術前の状態．歯槽骨の軽度水平性吸収を認める．7 近心に根面粗造を認める

d,e：頬側は角化歯肉が少ないため，歯肉辺縁から歯槽骨頂への切開を加える．No.15c，No.12dを用いる．歯間乳頭部はthinning incisionでフラップを薄くする．浸潤麻酔時にボーンサウンディングをして骨位置，歯周ポケットの深さ，角化歯肉の量を考慮して歯肉マージンからの切開の距離を決める．舌側は角化歯肉が十分にあるため歯肉縁から0.5〜2.0mm程度離してスキャロップ状の内斜切開を加える．歯肉辺縁カラー部に歯肉溝内切開を加え，歯根から軟組織を切離する．歯間乳頭部はthinning incisionでフラップの厚みをコントロールする．上顎の場合，口蓋は角化歯肉の量を考慮する必要はない

f,g：骨膜剥離子を用いて歯肉歯槽粘膜境（MGJ）より歯冠側で全層弁剥離し，MGJを越えると部分層弁に切り替える．過剰にMGJを超えて剥離する必要はない．歯肉カラーをCK-6，プリチャードキュレット，ヤンガーグッドユニバーサルキュレット，グレーシーキュレットなどの手用器具を用いて除去する．歯間部歯槽骨が辺縁骨とほぼ同時高さにあり若干のネガティブアーキテクチャーを示す．また骨の豊隆を認める

h〜k：左図はネガティブアーキテクチャー（negative architecture）．歯間部骨が周囲骨より根尖より，あるいは同レベルに位置する．また，生理学的形態ではなく清掃性を損ないやすい．右図はポジティブアーキテクチャー（positive architecture）．歯間部が周囲骨より歯冠部に位置する．生理学的形態を呈し，スキャロップ，パラボラ形態である

l,m：タービンでNo.6,8のカーバイドラウンドバー，フレアシェイプのカーバイドバーを用いて骨切除と骨整形を行い，歯槽骨形態を可能なかぎりポジティブアーキテクチャーへ変更する．細かい修正はチゼル，骨ファイルを用いて行う

n,o：5-0クロミックガット（3/8，P3針）を用いて単純垂直性マットレス縫合で歯肉弁を根尖方向へ移動させ，このとき，根尖部に針を刺入する際に，歯肉弁を根尖側に固定するために骨膜縫合すること

p,q：術後1年7カ月．良好な状態が維持されている

利点：ポケットの残存が少なく，口腔衛生管理がしやすい形態を付与できる

欠点：術後疼痛，アタッチメントロスが大きい，歯根露出（審美，知覚過敏，根面齲蝕のリスク），術式の難易度が高い

【骨外科の原則[2)]】

・骨外科を施す部分は常に全層弁を展開

・骨欠損形態を予測した切開を行う（crestal anticipation）

・骨整形（Osteoplasty）：支持歯槽骨以外の骨削除

適応；頰舌骨の棚状骨，骨隆起，浅い骨縁下欠損，軽度根分岐部病変

・骨切除（Ostectomy）：支持歯槽骨の除去

適応；十分な支持骨の残存，審美・解剖学的制限がない，非生理的な水平的骨欠損，軽度根分岐部病変

歯周組織の基礎解剖

　歯周組織は歯肉，歯槽骨，歯根膜，セメント質の4種類の組織から構成される．その周囲を取り巻く解剖学的特徴に合わせて名称が決まっている．また歯槽骨上の歯根表面のセメント質には結合組織のコラーゲン線維が入り込んでいて強固な付着を確立している（図6）．

　このなかで歯槽骨頂上に近い歯根上のセメント質と歯肉の付着部位のことを「結合組織性付着」と呼び，その歯冠側に位置するエナメル質上の付着を「上皮性付着」と呼ぶ．この2つの軟組織付着を合わせた合計の長さを「生物学的幅径：Biologic Width」と呼び，結合組織1.07mm，上皮性付着0.97mm，合計2.04mm，つまり約2mmが平均値とされている（図7）．歯肉溝の平均値0.69mmを合わせた2.73mm，おおむね3mmを臨床的な指標として用いることが多いが，歯肉溝は付着の一部ではないので注意が必要である．

　歯周組織は生物学的に"人体で一番複雑な治癒過程"をとるとされている[1)]．たとえば，包丁で皮膚を切った場合には主に上皮組織のみが治癒過程の主役を演じるが，歯周組織の場合は4つの組織がそれぞれの治癒スピードで元の形態に復元しようとするためである．

　歯周外科治療を行った際に起きる治癒機転によって，臨床的に大きく以下の治癒形態に分類される（図8）．

① 修復

　本来の正常な組織形態と機能の再生を伴わない状態で，創傷や欠損部を元に戻すことを指す（例：長い接合上皮性付着，現実的な再生治療の治癒）．

② 新付着

　以前に病理学的に露出していた根面と結合組織の新しい結合，すなわち歯根膜線維が挿入する新生セメント質の形成を指す（例：良好な再生治療の治癒）．

③ 再付着

　結合組織と，根面上に残る生活成分，たとえばセメント質と歯根膜の残存部分との間の結合の再確立．上皮の再付着は起こらない．上皮は常に基底細胞層から生じる新しい細胞によって作られる（例：切開によって分断された歯根表面と歯肉結合組織の間で生じる再結合）．

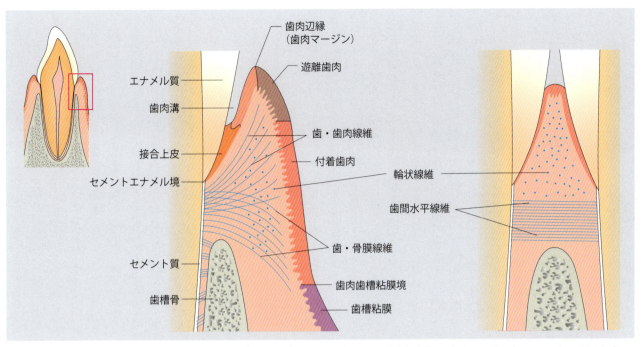

図6 歯肉のコラーゲン線維は不規則にランダムに広がっているが、その明確な走行のオリエンテーションによってこれらのコラーゲン線維束はグループされている．
① 歯-歯肉線維：歯槽骨上部の歯根面部分のセメント質から扇状に広がって遊離歯肉に入っていくグループ
② 輪状線維：遊離歯肉の中を走行し、歯牙を取り囲むように走行するグループ
③ 歯間水平線維：歯と歯の間の、歯槽骨上のセメント質間に走行するグループ
④ 歯・骨膜線維：②と同じ部分のセメント質に固定されているが、線維のもう片方の断端が付着歯肉に入っていくグループ

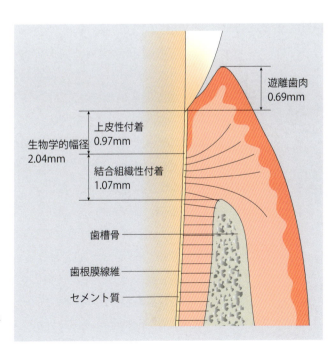

図7 生物学的幅径は2つの付着を合計した長さである

　上述した4種類の歯周組織のなかで最も治癒するスピードが早いのが上皮組織であるため、ほとんどの歯周外科の治癒機転は修復である．

Chapter 8

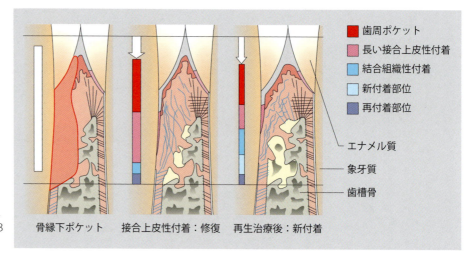

図8 創傷治癒
（Schroeder, 1983, Polson, 1986, Karring, 1988 をもとに作成）

術後管理

- 当日は患部を軽く冷やしてもよい．ビニールに氷を入れて軽く水を張って，薄手のハンドタオルやキッチンペーパーで包んで圧迫しないように頬部にあてがうようにする．保冷剤を包んで使用するものよい
- 安静度に関しては，日常生活程度は問題ない
- 食事は塩辛いもの，酸っぱいもの，香辛料などの刺激物は避けるようにする
- 術後1〜3日は雑炊，おじや，柔らかく煮たうどん，柔らかい煮物，白身魚などの柔らかい食事が中心になる
- 栄養ゼリー飲料なども有効であるが，口唇で挟んで吸引すると口腔内が陰圧環境になり創部に影響を及ぼす可能性もあるので，器に出してスプーンで摂取するほうが好ましい
- 創部の衛生管理は，少なくとも抜糸が完了するまで直接的な機械的清掃は行わない．含嗽指示のみで経過を見る．手術を受けていない部位は次の日から通常のブラッシングやフロスを開始してよいが，創部に接触しないように注意する
- 予防投与という名目で，過剰に抗菌薬を処方する傾向があるが，一般的に術後内服薬に通常抗菌薬は不要である．鎮痛薬と含嗽剤のみの処方でよい
- 患者，術者が不安な場合は3日に1回ほど経過観察を行ってよいが，一般的には術後1週間の抜糸時の経過観察で十分である
- 組織の固定をより確固たるものにしたい場合は，コーパックを用いて創部の安定を図る．コーパックが抜糸までに脱落しても自然の状態にしておく．抜糸時に残存していたら医療サイドで取るようにする
- 減張切開を行った際は腫脹，内出血によるあざが見られる場合があるため，その可能性を伝えておくと患者の余計な不安が少なくなる
- 抜糸のタイミングは術後1〜2週間後に行う．再生治療の場合は2回に分けることもある
- 喫煙歴がある患者に対して喫煙は感染，創部し開の最大のリスクであることを伝える

失われた歯周組織の再生を目的とする「プラス（足し算）」の歯周外科治療

概要

前述したように，フラップ手術は基本的に長い接合上皮性付着を中心とする修復の治癒機転をたどる．その理由として上皮治癒のスピードが他の組織と比べて圧倒的に早いためである．

Nyman は上皮の創部侵入を物理的に遮断することで結合組織，セメント質，歯根膜などの他の組織を創部に誘導できるのではという過去の動物研究結果から示唆をえて，1982 年に重度歯周病で抜歯予定の下顎前歯部に対してミリポアフィルターという微小な孔をもつセルロースアセテート膜を設置し，上皮の治癒を排除し 3 カ月後に抜歯を行い，組織学的評価を行った結果，彼の論理的な考察通り歯周病に罹患していた歯根に新生セメント質と歯根膜の再生を認めた．このようにメンブレン（遮断膜）を用いた再生療法を歯周組織再生誘導法（Guided Tissue Regeneration：GTR）と呼ぶ．

1997 年には Heijl[7] によって，遮断膜を用いない手法として骨移植や生物学的生理活性物質を応用した手術法が発表された．主な生物学的生理活性物質を応用した代表的な手術法としてエナメルマトリックスタンパク質（Enamel Matrix Derivative：EMD）を応用した手術法が挙げられる．

EMD は幼若ブタの歯胚から抽出されたエナメルマトリックスタンパク質を歯周組織の欠損部に塗布，注入することで上皮細胞の下方成長を抑え，セメント質を欠損底部から歯根表面に誘導することで歯周組織の再生を図る手法である．主な適応症は 2 壁，3 壁の垂直性骨欠損である（図 9）．術後 1 年のアタッチメントゲイン，歯周ポケット深さの改善は GTR とほぼ同等の結果を得られると報告されている．

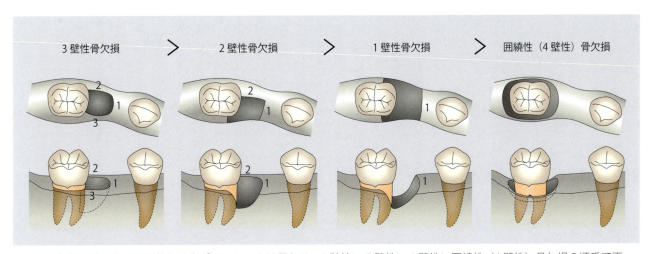

図 9　欠損形態により局所的な再生ポテンシャルは異なる．3 壁性＞2 壁性＞1 壁性＞囲繞性（4 壁性）骨欠損の順番で再生治療の治癒ポテンシャルが高くなる

術前

1）治癒機転，治癒期間

　創部治癒の原則に従うと上皮性付着は2週間程度で確立し，結合組織の治癒は8週間程度で完了するため，術後8週間後にはプローブによる歯周検査を行っていいと解釈できるが，実際はさまざまな再生治療の臨床研究で示されているようにプローブを行うまでの待時期間は6〜12カ月と見なされている．ただし，X線検査は付着と無関係の検査であるため，3〜6カ月ごとに撮影を行ってもよい．

2）術前管理や注意事項

　前述「マイナス（引き算）」の治療法の術前に準じ，さらに以下の項目に注意する．
- 移植を伴う処置の場合は手術1時間前に術前抗菌薬を内服することが望ましい．一般的にはペニシリン系抗菌薬のサワシリン2gを内服するが，250mgカプセルだと8錠になり処置直前にお願いすると患者がその量に驚くことがよくあるため，処置の予約をとる際に必ずその旨を伝えておく．ペニシリン系，セフェム系の抗菌薬にアレルギーがある場合は，リンコマイシン系のダラシン600mgを内服する．

術式

1）手術当日の確認事項

　前述「マイナス（引き算）」の治療法の術式に準じ，さらに以下の項目に注意する．
- 術前抗菌薬は内服したか
- 歯牙の動揺に対して咬合調整，あるいは歯牙固定はされているか

2）歯周組織再生誘導法＋骨移植（図10）

　欠損形態は全く空間含有されていない0壁欠損であるため，メンブレンを用いて物理的な再生空間が必要になる．吸収性メンブレンの使用が一般的であるが，よりフラップの圧に潰されないように再生組織形態を定義するためには非吸収性膜の使用が好ましい．

　想定されるメンブレンの設定位置より2〜3mm離した場所に切開は加える．そのため術前に想定される欠損の位置からメンブレンの大まかなデザインをイメージして切開のポジションを決定する（membrane anticipation）．

　メンブレンの除去は最短4〜6週間程度待つこと．一時閉鎖が保たれていれば長めの治癒期間を設けても問題ない．

3）エナメルマトリックスタンパク質＋骨移植（図11）

　根面清掃後にエッチング処理を行い，生理食塩水で十分に洗浄した後，塗布する．

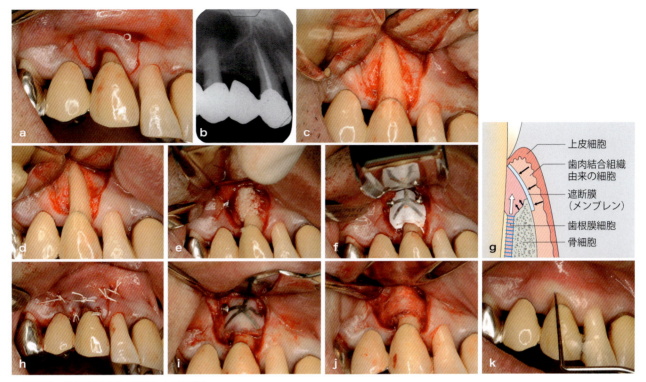

図10　歯周組織再生誘導法＋骨移植
　a：歯周ポケットが9mm．縦切開と歯肉溝切開を加えて有茎弁を形成．b：デンタルX線写真では，近遠心に垂直性骨欠損は認めない．c：フラップを全層弁で剥離．頬側骨吸収は根尖に近くまで到達している．d：スケーリングルートプレーニングで根面を滑沢にする．またEDTA（2分）あるいはリン酸（10秒）などの根面処理も有効である．e：骨移植材料を移植．f：非吸収性膜であるe-PTFE膜を固定し，治癒過程における歯肉上皮や歯肉結合組織の歯根面への進展，接触を防ぐ．g：膜を留置した場合の治癒のシェーマ．h：フラップに十分な骨膜減張切開を加えて創部を一次閉鎖．i：GTR後3カ月．膜除去のためにフラップを剥離したところ．j：e-PTFE膜を除去．膜直下に新生骨様組織を認める．k：術後1年．歯周ポケットは2mmにコントロールされている

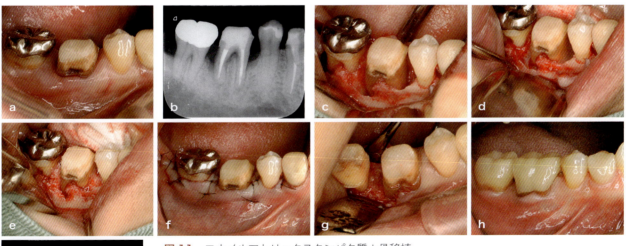

図11　エナメルマトリックスタンパク質＋骨移植
　a,b：6̲近遠心垂直性骨欠損を伴う7〜8mmの歯周ポケット．c：フラップを全層弁で剥離し感染肉芽を徹底的に掻爬．スケーリングルートプレーニングを超音波キュレットとハンドインスツルメントで行う．d：根面をEDTAで2分間処理後，生理食塩水で十分に洗浄し血液が根面に接触する前にEMDを塗布する．e：EMDを十分に浸したFDBA（凍結乾燥骨）を欠損に移植．f：必要であれば減張切開を加えてテンションフリーで閉鎖を行う．5-0あるいは6-0モノフィラメント系縫合糸を用いて水平マットレス縫合，垂直マットレス変法，単純縫合で閉鎖する．g：再生療法後14カ月．6̲遠心部に5mm程度の残存ポケットがあり，ポケット除去目的で再エントリーを行った．再生された骨様組織が確認された．h,i：最終補綴物セット時

手術解剖

前述「マイナス（引き算）」の治療法の歯周組織の基礎解剖（76～78ページ）を参照．

術後管理

・歯周組織再生療法で移植を伴う場合，術後抗菌薬を処方することがある．
その他，前述「マイナス（引き算）」の治療法の術後管理（78ページ）を参照．

 歯周組織を生理的形態に戻すための歯周外科治療

概要

歯周組織は歯根膜，セメント質，歯槽骨，歯肉の4つの組織から構成されていることは前述したが，主に4番目の歯肉/軟組織の欠損に対して行われる歯周外科処置を，歯肉歯槽粘膜形成術あるいは歯周形成手術と総称する．この処置の大きなゴールは，下に列挙する歯肉歯槽粘膜の問題に対して，歯肉歯槽粘膜欠損の改善（生理的形態に戻すこと）と審美性の回復が主であるが，その性質上インプラント周囲軟組織にも頻繁に応用される汎用性の高い処置である．

歯肉歯槽粘膜形成術の目的はその状態に応じて大きく4つに分けられる．基本的に生理学的形態を回復することで清掃性，機能性，耐久性，審美性を改善するために行う．より具体的には，
・歯根面露出，歯肉退縮に対する根面被覆
・付着喪失，歯肉退縮の進行を止める，あるいは予防する
・口腔前庭狭小，小帯付着の位置異常の改善
・角化歯肉（付着歯肉）の幅を増やす
・歯牙欠損部位のポンティック部位のボリュームを増やす
が歯肉歯槽粘膜形成術の目的として挙げられる．

術前評価－根面被覆の場合－

国際的にMillerの分類という1985年にMiller[8]が提唱した歯肉退縮の分類が用いられ（**図12**），その欠損形態によって根面被覆処置の予知性は左右される．

Miller I 級は歯肉退縮が歯肉-歯槽粘膜（Muco-Gingival Junction; MGJ）を超えず，隣接歯間部の軟組織，歯槽骨の喪失がないもの．Miller II 級は歯肉退縮がMGJに到達あるいは超えているが，隣接歯間部の軟組織，歯槽骨の喪失がないものである．I，II 級は100％の根面被覆が可能である．

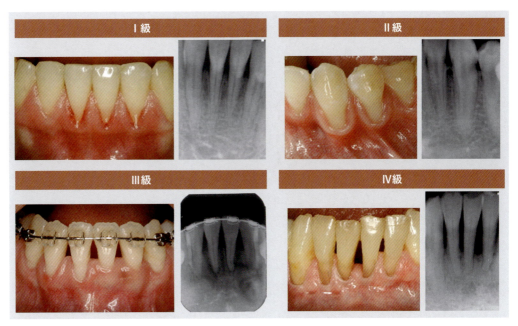

図12 Miller の分類

　Miller Ⅲ級は歯肉退縮が MGJ に到達あるいは超えていて，歯間部の軟組織，歯槽骨の喪失が認められ，あるいは歯牙の位置異常を伴うものである．Ⅲ級は 100％の根面被覆は期待できないが部分被覆は可能になる．

　Miller Ⅳ級は歯肉退縮が MGJ に到達あるいは超えていて，歯間部の軟組織，歯槽骨の喪失が著しく根面被覆は期待できない．

術式

1）口蓋から結合組織採取の方法
（1）1 本の切開線から採取する場合（図 13, 14）

　口蓋から結合組織を採取する方法は，基本的に 2 通りに分けられる．1 本の切開線から採取する方法と，2 本の切開線から採取する方法である．1 本の切開線から採取する場合の利点は採取する軟組織のボリュームを確保しやすいことが挙げられる．したがって，欠損部位のボリュームを増生する目的に向く．

　欠点として結合組織のみでなく深層の脂肪組織など根面被覆には必要のない雑な組織が含まれているため，採取後に組織のトリミングが必要になる場合もある．

　1 本の切開線から採取する方法のバリエーションは豊富であるが，一般的には No.15 あるいは No.15c ブレードを用いて歯槽骨に対して角度を垂直に切開を加え，その切開から歯根の長軸方向に切開の方向を変え，より根尖部の歯槽骨に到達するまで切開を加える．このとき，動脈が走行していると思われる位置を事前に触診で確認する．そして近心と遠心の切離していない結合組織をブレードで切開し，それでも切離していない部分は骨膜剥離子の先端を使って剥離・切離すると，その先にある血管を比較的傷つけずに結合組織の採取が可能となる．

Chapter 8

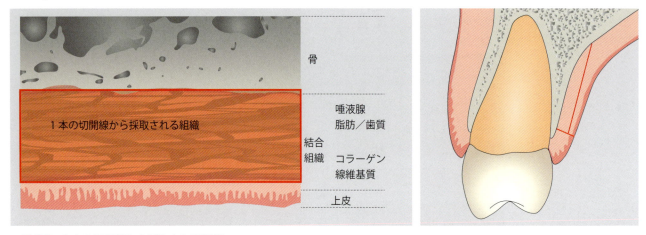

図13　1本の切開線から採取される組織
　　　ボリュームを増やす処置に向く

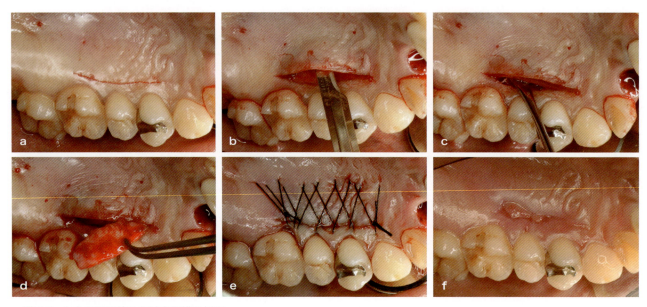

図14　1本の切開線から結合組織を採取
　a：口蓋粘膜で最も厚みのある小臼歯部位にNo.15cブレードを用いて歯槽骨に到達する切開を加える．切開を加える前にペリオプローブでボーンサウンディングを行うことにより口蓋の厚みを事前に知ることができる．b：No.15cブレードを歯軸に平行に近遠心的に走らせ，動脈に触れないように骨膜まで切開を試みる．c：口蓋部歯槽骨形態は粗雑であるため，ブレードだけで骨膜を完全に切離できない場合は骨膜剥離子の先端を用いて切離する．根尖方向の結合組織の切開が終わったら，結合組織の近遠心部をブレードと骨膜剥離子で縦に切開を加え，全層弁を剥離する要領で骨膜ごと結合組織を剥離する．d：十分な厚みの結合組織-骨膜を含む組織を一塊で採取．e：連続criss-cross水平マットレス縫合で緊密に閉鎖．5-0 Silk 3/8 P-3針を使用．1本の切開線から結合組織を採取すると歯冠側のフラップが薄くなる傾向があるため，より根尖部のフラップを縫合でつかむことで断端が壊死したとしても縫合のテンションは維持されやすい．f：術後2週間．順調な治癒経過をたどっている．1本の切開線から結合組織を採取する場合，結合組織-骨膜までの組織を摘出するため上皮粘膜が薄くなりがちで，創傷治癒に壊死を起こしやすい．その場合，二次創傷治癒の経過をたどる．一般的に2～3カ月治癒期間を置くと，同部位から再度結合組織の摂取が可能である

（2）2本の切開線から採取する場合（図15，16）

　2本の切開線から切開する利点は，均一な厚みで上皮に近い側の質の高い結合組織を採取できることで，量を増生する目的よりも根面被覆処置に向く．術者がどちらの採取

歯周外科治療

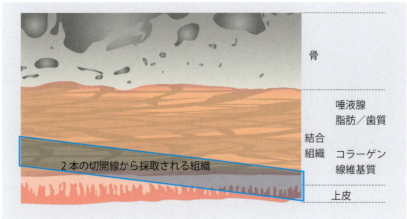
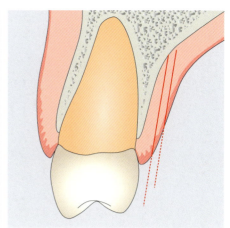

図15　2本の切開線から採取される組織
　上皮寄りの良質な結合組織を採取でき，脂肪組織の含有が少ない

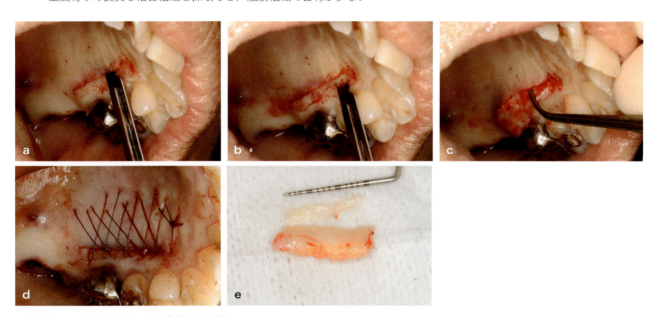

図16　2本の切開線から結合組織を採取
　a：小臼歯の歯軸に対し平行にNo.15cブレードを挿入し，近遠心的に切開を加える．このとき，歯肉辺縁から4mm程度離す．2本目の切開は1本目の切開と平行に入れる．1本目の切開から2mm程度距離を歯冠側寄りに離す．c：2本の切開をつなぐように，近遠心部にも切開を加える．c：ティッシュープライヤーで結合組織をつかみながら，ブレードを用いて結合組織の深部を切離する．d：連続criss-cross水平マットレス縫合を用いて閉鎖．5-0 Vicryl 3/8 P-3針を使用．この縫合方法の特徴は刺入点が多いにもかかわらず結紮ポイントが少ないため，縫合にかかる時間が非常に少ない．また基本的に持針器を近遠心に動かすほうが，器具の操作が簡単なため，見た目より難易度は高くない．また創部を緊密に閉鎖し，均等な張力で創を寄せるためこの縫合方法は口蓋部の創閉鎖に非常に適した手法といえる．e：2本の切開線を用いた結合組織の採取方法では，上皮を含む組織が採取されるため移植前に口腔外で上皮をトリミングする必要がある．キュレットのシャープニングストーンの上に生理食塩水を含ませた外科用ガーゼを敷いて，骨膜剥離子で抑えながら安定させて，新品のNo.15,あるいはNo.15cブレードを用いて切開を行うとよい

　方法に習熟しているかにもよるが，一般的には，採取する時間も1本の切開線から採取する方法と比べて短く，難易度も低い．

2）根面被覆処置の選択肢

- 有茎歯肉弁側方移動術 Lateral Pedicle Flap
- 歯肉弁歯冠側移動術 Coronally Advanced Flap（CAF）
- 結合組織移植術 Connective Tissue Graft（CTG）
- 歯周組織再生誘導法 Guided Tissue Regeneration（GTR）
- 歯周組織再生療法 Periodontal Regenerative Therapy
- 遊離歯肉移植術 Free Gingival Graft（FGG）

などが代表的な治療選択として挙げられるが，いずれも単独で行われることはあまりなく，このなかの選択肢を組み合わせて行うことが一般的である．図17，18にその具体例を示す．

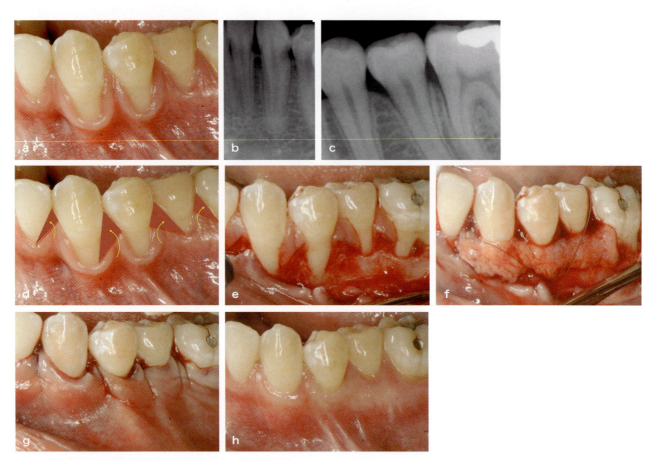

図17　複数歯の連続した歯根面被覆（Miller Ⅰ，Ⅱ級）
　　a〜c：動的矯正終了後，下顎小臼歯の唇側移動により生じた歯肉退縮．退縮がMGJを超えたMiller Ⅱ級である．歯間部の歯槽骨喪失は認めない．d：歯肉弁を歯冠側へ移動したときに新しい歯間乳頭になるように切開をデザインする．Zucchelliの切開法．最初は全層弁で，途中から部分層弁に切り替えることで，歯冠側への移動が容易になる．e：フラップの翻転後．この後，ダイヤモンドラウンドバーを用いて歯間乳頭部の上皮を除去する．f：口蓋から採取した結合組織を受容側に適合しサイズを確認する．g：結合組織の固定，歯肉弁の歯冠側移動が完了した状態．h：術後6カ月．審美的に満足のいく生理学的な形態を獲得した

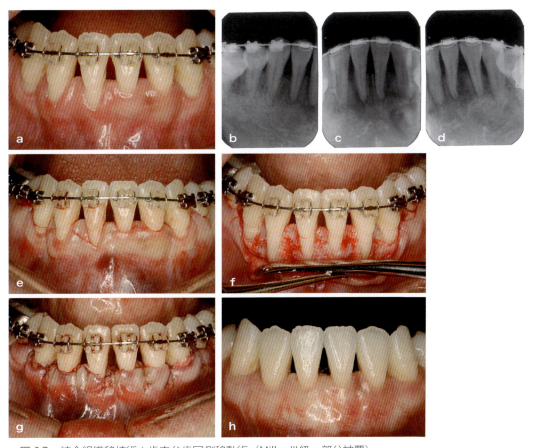

図18　結合組織移植術＋歯肉弁歯冠側移動術（Miller Ⅲ級，部分被覆）
　a〜d：動的矯正終了後．下顎前歯の唇側移動により生じた歯肉退縮．歯間部組織が部分的に喪失しておりMiller Ⅲ級に分類される．e：歯肉弁を歯冠側へ移動したときに新しい歯間乳頭になるように切開をデザインする．基本的に被覆したい根面露出量に応じて，切開の位置を変更する．f：フラップを翻転後．歯槽骨の裂開が見られる．口蓋粘膜の両側から結合組織を採取．1本の切開線から厚めの結合組織を採取．g：結合組織を固定後，歯肉弁を歯冠側へ移動する．h：術後15カ月後．期待された審美的・機能的な目標を達成している

3）角化歯肉（付着歯肉）の幅を増やす（図19，20）

　歯周組織の健康維持のために角化歯肉/付着歯肉はそもそも必要なのか．必要であれば何mmあればいいのかという議論は世界中で何十年もされてきた．

　1972年，Langは病的歯周ポケットをもたない歯学部の学生に32人に対して徹底的な口腔衛生指導を6週間行い，歯肉炎症の状態を記録した．結果的に角化歯肉が2mm以上のグループは臨床的に健康で，2mm未満のグループは厳格なプラークコントロールにもかかわらず角化歯肉に炎症を示す傾向にあった．この研究結果がエビデンスとして引用され続け，角化歯肉2mm，うち付着歯肉1mmは必要であると言われてきた．しかしながら，現在ではさまざまな動物研究や臨床研究によって，プラークコントロールが良好で炎症の兆候がなく進行性のアタッチメントロスがなければ角化歯肉は必要がないというのが一般的な見解である．一方，小帯の高位付着，細い深い歯肉退縮，口腔前庭を超えるような歯肉退縮は軟組織移植の対象となる．

Chapter 8

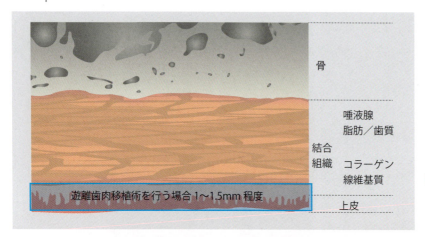

図19 遊離歯肉移植術に適切な厚みは1〜1.5mm程度．No.15cブレードの刃の色が変わる部分の幅が約1mmなので，切開の際に参考にするとよい

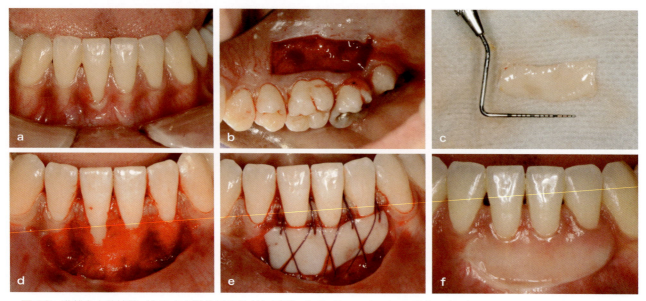

図20 遊離歯肉移植術（タフツ大学歯周病科 前レジデント Dr. Teresa Sun のご厚意による）
　a：歯槽粘膜が非常に薄く歯根形態が浮き出ている．洗濯板のような隆起をイメージできることからこのような状態を washboard effect と称する．1̄ は歯肉退縮を認め，角化歯肉もほとんど認められない．b：上皮を含む口蓋粘膜を遊離歯肉として切除．c：受容側に適合するサイズよりもやや大きめに採取するほうがよい．また，厚みは1〜1.5mm程度が好ましい．d：受容側の上皮を No.15c ブレードを用いて剥離して骨膜ベッドを準備．ブレードの切れ味はすぐに鈍くなるため，ブレードの交換は頻繁に行う．e：criss-cross 水平マットレススリング縫合を連続で行った．5-0 バイクリル 3/8 P3 を使用．移植片と骨膜ベッドに死腔を作らないように留意する．縫合のみで固定が難しい場合はコーパックなどの歯周パックを利用して移植片を固定する．f：術後10カ月．十分な角化歯肉が獲得されている．また 1̄ の根面被覆も達成されている．遊離歯肉移植術の欠点として審美的に組織の色調がマッチしないことが挙げられる．したがって，この処置の目的は主に機能的な理由が中心になる

手術解剖－結合組織採取の場合－

　結合組織の採取は上顎小臼歯‐大臼歯の口蓋部，あるいは第二大臼歯遠心部の結節部から採取されることが多い（図21）．口蓋粘膜に血流を供給する動脈孔は，中切歯のすぐ口蓋側にある切歯孔と第二大臼歯根尖付近に存在する大口蓋孔の2カ所になる．特に結合組織を採取する際には大口蓋孔から出現する大口蓋動脈と，その枝を損傷しないように気をつける必要がある．

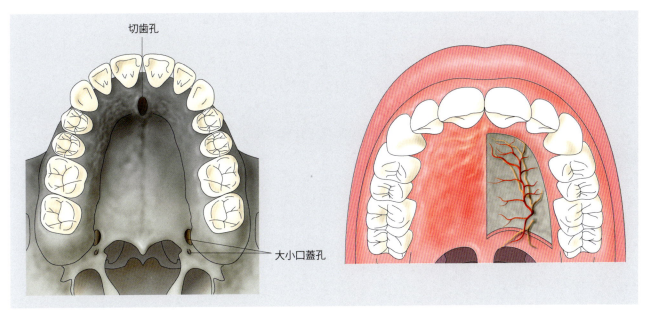

図21　口蓋部の解剖

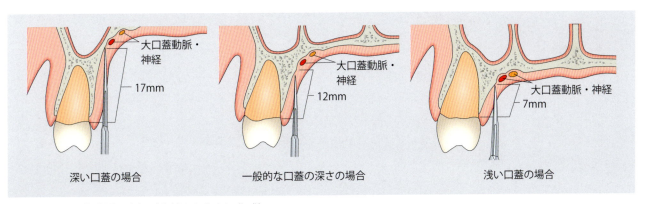

図22　大口蓋動脈の走行（文献9をもとに作成）

　Reiserら[9]は屍体を解剖し大口蓋動脈の走行を調べ，小臼歯/第一大臼歯のCEJから動脈までの距離を測定した．口蓋の深さによってその平均的な距離が異なり，浅い口蓋の場合は平均7mm，一般的な深さの口蓋は平均12mm，深い口蓋は平均17mm程度であることを示した（図22）．ミラーの柄や指を用いて，動脈が遠心から近心へ走行している溝を触知することで，その位置を確認できる．

　またアジア人のデータとして，Songらによると第二大臼歯遠心の上顎結節部を除き，口蓋粘膜では犬歯，第一，第二小臼歯付近が最も厚みがあり[10]，第一大臼歯部は骨隆起などの存在から最も薄い部位であることがわかっている．

術後管理

1）ドナー側（口蓋）

　早期合併症と，後期合併症に分けられる．早期合併症で最も頻繁なのが，術後出血，術後疼痛である．疼痛に関してはその他外科処置に倣って対応すれば問題ない．術後出

血に関しては，大口蓋動脈の枝を術中に意図せず損傷している場合もあり，術直後は局所麻酔に含まれている止血剤の効果で一見止血しているように見えても，患者が帰宅後に口蓋の創部から出血が始まる場合がある．よって以下の工夫が必要になる．

- 少なくとも処置が終わって15分程度は止血が完全になされているかを確認する
- 舌で口蓋の縫合糸をいじらないように患者に十分術後注意をしておく
- 場合によっては術前に止血シーネを用意しておく．素材は固めで薄いバキュームフォームのサックダウンシェルでよい．しかしそれを装着すること自体も不快感がある場合があるので，帰宅後の使用が主となる．特に遊離歯肉移植術を行い，口蓋のraw surfaceが露出している場合には，止血シーネが有効になる
- 患者に緊急用の連絡先を念のために渡しておく
- 帰宅後，再度口蓋からの出血が認められる場合は，可能であれば患者に歯科医院に来てもらい以下の対応をする

    縫合にきちんとテンションがかかっているか確認

    場合によっては局所麻酔を行い，縫合の追加あるいは再処置を行う

    基本的には大口蓋孔付近のガーゼを挟んだ指の圧迫止血で対応

    それでも止血しない場合は創内部に止血剤（サージセルなど）を挿入し，フラップの上から大口蓋孔をピンポイントで圧迫止血する

    それでも止血しない場合，さらなる対応としては，湾曲が強く，径が大きい縫合針と強度の強い3-0シルクを用いて大口蓋動脈を囲むように縫合し結紮止血を試みる．また創部の縫合をやり直す必要がある場合もある

    後期合併症としては，フラップの壊死による治癒不良が挙げられる．一般的には消毒と洗浄を繰り返すことによって二次創傷治癒過程をたどり，上皮化が進んでいく

    問題なく治癒経過をたどった場合，2〜3カ月程度待機することで同部位から新たに結合組織の採取が可能である

    抜糸のタイミングは術後1週間程度で可能である

2）受容側

- 創部の衛生管理は，少なくとも抜糸が完了するまで直接的な機械的清掃は行わない．含嗽指示のみで経過を見る．患者，術者が不安な場合は3日に1回ほど経過観察を行ってよいが，一般的には術後1週間の抜糸時の経過観察で十分である
- 創部を覗き込むように唇を引っ張らないように患者に指示する．軟組織移植成功のキモはテンションコントロールである．不用意に創部を牽引，刺激するようなことはしない
- 組織の固定をより確固たるものにしたい場合は，コーパックを用いて創部の安定を図る．コーパックが抜糸までに脱落しても自然の状態にしておく．抜糸時に残存していたら医療サイドで取るようにする
- 抜糸のタイミングは術後1〜2週間後にかけて2，3回に分けて順次行う．緩んでテンションが解けているものから順次抜糸する

文献

1) 日本歯周病学会編. 歯周治療の指針 2015.
2) Cohen ES. Atlas of cosmetic and reconstructive periodontal surgery. 3rd edition. BC Decker, 2006.
3) Nyman S, et al. New attachment following surgical treatment of human periodontal disease. J Clin Periodontol. 1982; 9(4): 290-296.
4) Cortellini P, et al. Periodontal regeneration of human infrabony defects. I. Clinical measures. J Periodontol. 1993; 64(4): 254-260.
5) Cortellini P, et al. Periodontal regeneration of human infrabony defects. II. Re-entry procedures and bone measures. J Periodontol. 1993; 64(4): 261-268.
6) Tonetti MS, et al. Periodontal regeneration of human intrabony defects. IV. Determinants of healing response. J Periodontol. 1993; 64(10): 934-940.
7) Heijl L. Periodontal regeneration with enamel matrix derivative in one human experimental defect. A case report. J Clin Periodontol. 1997; 24(9 Pt 2): 693-696.
8) Miller PD Jr. A classification of marginal tissue recession. Int J Periodontics Restorative Dent. 1985; 5(2): 8-13.
9) Reiser GM, et al. The subepithelial connective tissue graft palatal donor site: anatomic considerations for surgeons. Int J Periodontics Restorative Dent. 1996; 16(2): 130-137.
10) Song JE, et al. Thickness of posterior palatal masticatory mucosa: the use of computerized tomography. J Periodontol. 2008; 79(3): 406-412.
11) Chen ST, et al. Immediate or early placement of implants following tooth extraction: review of biologic basis, clinical procedures, and outcomes. Int J Oral Maxillofac Implants. 2004; 19 Suppl: 12-25.
12) Gobbato L, et al. The effect of keratinized mucosa width on peri-implant health: a systematic review. Int J Oral Maxillofac Implants. 2013; 28(6): 1536-1545.
13) Roccuzzo M, et al. Keratinized mucosa around implants in partially edentulous posterior mandible: 10-year results of a prospective comparative study. Clin Oral Implants Res. 2016; 27(4): 491-496.

Chapter 9
インプラント

丸尾勝一郎

Point

【下顎臼歯部】
- ☑ CBCTから得られたDICOMデータとシミュレーションソフトウェアを用いて埋入シミュレーションを行い，インプラントと解剖学的構造物の三次元的位置を把握・確認する．
- ☑ 下顎管およびオトガイ孔の位置を把握し，2～3mmの安全域を設けたインプラント埋入計画を立案する．
- ☑ 術後リスクとして神経の損傷や圧迫による下唇およびオトガイ部の一時的または永続的な知覚の鈍麻や麻痺が起こる可能性について，十分なインフォームドコンセントを行い，同意書を取得する．
- ☑ 確実な初期固定を獲得するために，最初のラウンドドリルおよびパイロットドリルにて骨質の診断を行う．
- ☑ 舌側への穿孔を防ぐためにフラップを大きく剥離・挙上し，安全かつ確実な術野を確保する．

【上顎審美領域】
- ☑ ほぼすべての症例において，同時法または段階法GBRが必要となる．
- ☑ 解剖学的リスクは非常に低いが，切歯管の位置や大きさによってインプラント埋入が妨げられることや，初期固定が得られない場合がある．
- ☑ 十分な血液供給を考慮したフラップデザインと減張切開によるテンションフリーな縫合に留意する．

【上顎洞底挙上術】
- ☑ 構造的制約となる解剖としては，鼻腔・上顎洞があり，特に上顎洞においては洞内の病変や洞底粘膜の肥厚，隔壁の存在などに注意する必要がある．
- ☑ 注意すべき血管として，上顎洞底挙上術のラテラルアプローチにおける後上歯槽動脈があり，CBCTでの位置や太さの把握が重要である．

下顎臼歯部

概要

　下顎臼歯部は比較的に骨造成を行わずにインプラントを埋入できるケースが多く，また術野を確保しやすいことからインプラント初学者が最初に埋入する部位としてよく推奨されているのを散見する．しかしながら，当該部位へのインプラント埋入において起こりうる合併症は「下歯槽神経の損傷による知覚麻痺」や「埋入窩形成時の舌側への穿孔にともなう血管損傷」という重篤なものであり，決して初学者にとって平易な適応部位とは言えず，十分な診査・診断のうえで適応を見極める必要がある．

　初学者にとって安全な症例とは，咬合状態に問題がなく，直径約4mmのレギュラーサイズで長径が約10mmのインプラントを埋入しても，なおインプラントプラットフォーム部が全周2mm以上の骨に囲まれ，かつ下顎管までの距離が3～4mm以上確保できるケースである（図1）．逆にGBRが必要な骨幅の細いケースや舌側への穿孔のリスクが高いケースは，熟練した術者によって行われるべきである（図2）．

　下顎臼歯部におけるインプラント治療の基本的な流れを図3に示す．

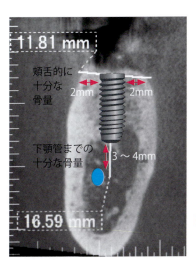

図1　インプラント初学者向きの下顎欠損部位のCT画像

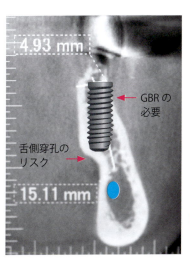

図2　初学者が行うべきでない下顎欠損部位のCT画像

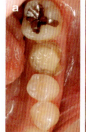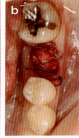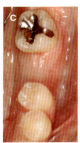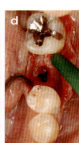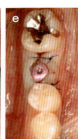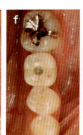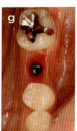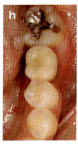

図3　下顎臼歯部におけるインプラント埋入の基本的な流れ
　　抜歯から最終補綴装置装着まで（1回法）．a：抜歯前，b：抜歯直後，c：抜歯窩治癒完了時，d：インプラント埋入窩形成，e：1回法によるインプラント埋入術後，f：プロビジョナル装着時，g：最終印象時，h：最終上部構造装着時

術前評価

術前に全身的および局所的診査を行う（図4）．リスクファクターとなる全身疾患がある場合は，医科担当医に対診を行う（図5）．

また，図6に示すような局所的項目についても十分に診査を行い，必要があれば術前に前処置を行う．下顎臼歯部においては，特に開口量ならびにクリアランスが重要となる．

埋入部位の術前評価は，従来法とデジタル法の2つの手技に大別される（図7）．従来法では，シリコンやアルギン酸などの印象材による印象採得から得られた石膏模型にワックスアップを行い，診断用テンプレートを作製しCBCT撮影を行う．撮影後，CTフィルム上に造影された歯牙形態を参考に，埋入方向ならびに埋入インプラントのサイズを決定する．他施設で撮影されたCTフィルムなどは，放射線技師が顔面に対して垂直にスライスしていることが多く，必ずしも埋入方向と一致しているとはかぎらない（図8）．そのため下顎管までの距離を正確に測定するためには，DICOMデータでの出力を依頼し，埋入計画はデジタル法で述べるようなシミュレーションソフトなどを用い三次元的に評価することが強く推奨される．

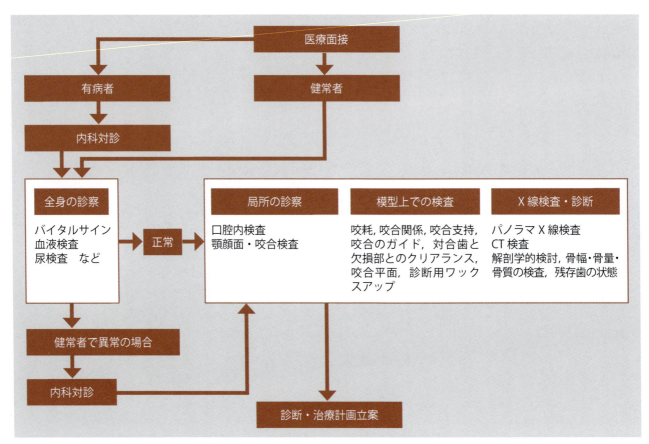

図4 インプラント治療における全身的および局所的診査・診断の流れ
（公益社団法人日本口腔インプラント学会 口腔インプラント治療指針2016をもとに作成）

	手術に対するリスクファクター	オッセオインテグレーションの獲得と維持に対するリスクファクター	上部構造作製と維持に対するリスクファクター
全身的	高血圧 心疾患 糖尿病 肝硬変 喘息 慢性閉塞性肺疾患 血液疾患 出血性素因 精神疾患	糖尿病 肝硬変 腎不全 骨粗鬆症 膠原病 精神疾患 ビスフォスフォネート系薬剤， ステロイド薬， 免疫抑制剤などの服用	精神疾患 顎領域の運動麻痺・痙攣

図5　インプラント治療におけるリスクファクター
（公益社団法人日本口腔インプラント学会　口腔インプラント治療指針 2016）

欠損部の検査	口腔内の検査	顎関節・咬合検査	審美的検査
①欠損部の顎堤の幅 ②顎堤の形態 ③欠損部と対合歯のクリアランス ④欠損部の近遠心間隙 ⑤隣接歯の状態 ⑥下顎管までの距離 ⑦オトガイ孔の位置 ⑧上顎洞底，鼻腔底までの距離 ⑨顎骨，上顎洞内の異常の有無	①残存歯数と欠損歯数 ②齲蝕の有無 ③歯冠補綴装置，充填物の状態 ④義歯の使用状況 ⑤口腔衛生状態 ⑥歯周疾患の有無 ⑦小帯の付着部位 ⑧顎骨の状態 ⑨アブフラクション ⑩骨隆起	①咬合状態 ②咬合のガイド ③残存歯の咬耗 ④最大開口量 ⑤顎関節雑音 ⑥顎関節・咀嚼筋の痛み ⑦顎位の安定性 ⑧顎運動	①リップラインの高さ ②歯肉粘膜の形態と厚み ③コンタクトポイントと歯肉頂までの高さ ④口唇や頬部のリップサポート ⑤スマイルライン ⑥残存歯の歯冠の形態と色 ⑦欠損部粘膜の厚みと色

図6　インプラント治療における局所的診査項目
（公益社団法人日本口腔インプラント学会　口腔インプラント治療指針 2016）

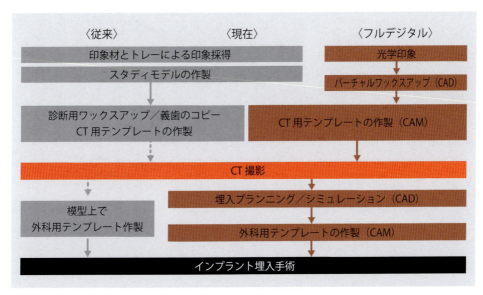

図7　診査・診断からインプラント埋入までの流れ

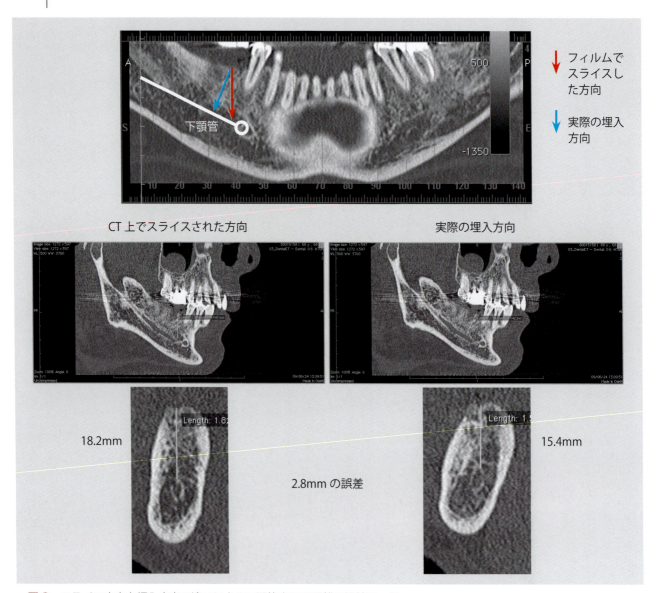

図8　スライス方向と埋入方向の違いによる下顎管までの距離の誤差の一例

　一方，デジタル法では，印象材による印象採得の代わりにデジタルオーラルスキャナーによって歯列のデジタル印象を行う．デジタル印象から得られたSTLファイルとCBCTから得られたDICOMデータをコンピュータのプランニングソフトウェア上で重ね合わせをした後，欠損部位にデジタルワックスアップを行い，それを参考にインプラントの埋入方向・位置やサイズを決定する．その際，下顎管を明示する機能があれば積極的に利用する．埋入シミュレーションを行い，三次元的に360°方向から下顎管との位置関係を把握し，2mm以上の安全域を設けることが重要である（図9）．

　術後リスクとして，神経の損傷や圧迫による下唇およびオトガイ部の一時的または永続的な知覚の鈍麻や麻痺が起こる可能性について，十分なインフォームドコンセントを行い，同意書を取得する．

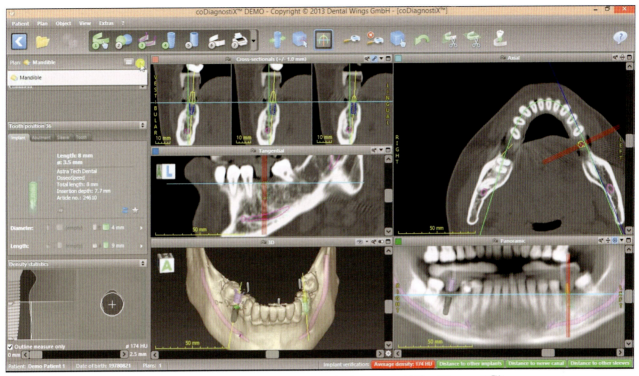

図9 プランニングソフトウェアによる埋入シミュレーション（ストローマン社製 coDiagnostiX™）

術式

① 感染リスクの軽減ために，術直前に口腔内清掃および必要に応じて抗菌薬を術前投与する．患者の全身状態または希望に応じて，麻酔医の管理のもと静脈内鎮静法を併用する．静脈内鎮静法の併用の有無にかかわらず，入室時よりモニタリングを行い，血圧・脈拍・血中酸素濃度の管理を必ず行う．

② 浸潤麻酔は，欠損歯数1歯につき1.8～2.7ml程度を目安に，近遠心的に欠損部の前後1歯分の範囲に，頬舌側・欠損部歯槽頂部に十分に奏効させる．

③ No.15またはNo.15cのメスを用いて，歯槽頂中央または角化粘膜に応じてやや舌側に切開を入れる．隣在歯に接する部分の粘膜はNo.12のメスを用いる．近心はオトガイ孔からのオトガイ神経が存在する可能性が高いため，可及的に縦切開は入れず，必要に応じて歯肉溝切開を近心に延伸する．一方，遠心側は，隣在歯がある場合は隣在歯の遠心まで歯肉溝切開を延伸する．隣在歯のない遊離端欠損の場合は，歯槽頂切開をそのまま延長すると舌側を走る舌神経を損傷する可能性があるため，第二大臼歯相当部から頬側方向の筋突起（外斜線）に向かって斜切開を加える（図10）．浸潤麻酔後は粘膜が膨張し解剖学的構造を誤認することがあるため，切開の前に触診を行い骨の裏打ちなどを確認する．

④ 全層弁にてフラップを慎重に剥離・挙上し，必要に応じて頬舌側に保持縫合（retention suture）を行い，術中は縫合糸を結紮せずモスキートで把持しながらテンションをかけ，できるだけ術野を明示することが望ましい．骨表面に骨膜や軟組織・

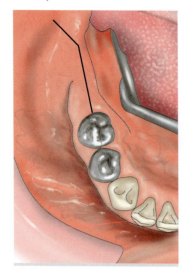

図10　遊離端欠損における切開線

	即時荷重	早期荷重	通常荷重
審美領域（前歯／小臼歯）	予知性はあるが以下の要件を満たす必要 ・インプラントプラットフォームの適正な三次元的位置 ・抜歯窩内では，唇側壁内面からインプラントプラットフォームまでの距離を最低でも2mm確保する ・術後の骨吸収を補償するため，置換率の低い骨補塡材を用いる等の対策を行うべきである	生存率および審美的結果においても予知性もありITIとして強く推奨	十分な予知性あり
下顎大臼歯	予知性があり利益がリスクを上回ると考えられる場合には推奨される		
上顎大臼歯	十分な予知性はない		

図11　単独歯欠損の治療ガイドライン
（ITI 5th Consensus Conference をもとに作成）

肉芽などが付着している場合は，鋭匙やラウンドバーなどを用いて掻爬・除去を行う．

⑤ 外科用テンプレートなどを用いて，ラウンドバーで埋入位置の起始点を形成する．ラウンドバーは，真上方向からだと骨に弾かれやすいため，ややドリルを寝かせた状態で形成を開始し，安定したら真上方向へバーを立てる．ラウンドバーによるドリリングでは皮質骨を穿孔するまで進め，皮質骨の硬さや厚みを診断する．続いて，パイロットドリルを用いて，埋入予定の深度まで形成を行う．その際，できるだけエンジンの回転数を低速にし，海綿骨の骨質を診断する．この骨質の診断によって最終ドリルやタップの形成の有無の判断を行う．ドリルによる形成後は，その都度サイズにあった方向指示棒（アライメントピン）を挿入し，ゆっくりと咬合させ埋入方向の確認を行う．その際，舌側への穿孔がないかも確認する．

⑥ 初期固定の獲得に留意し骨質に応じた埋入窩の形成を行う．必要に応じて，タップならびにプロファイルドリルによる付加的形成を行う．すべての形成は冷却した生理食塩水または精製水による十分な注水下で行う．また，ドリリング操作は，できるだけ低速で慎重に行い下方への強い圧力は避ける．決して高速回転で下方に圧力をかけてはいけない．

⑦ 形成が完了したら埋入窩をよく洗浄し，コントラを用いてインプラント埋入を行う．抜歯窩が残存している場合は，抜歯窩にドリルやインプラントが誘導されやすいので，しっかりと埋入方向に固定する．埋入時のトルクは20Ncmから開始し，スタックしたらトルクを5Ncmずつ上げていき，逆にスタックしない場合は埋入完了前までに5Ncmずつ下げていき，最終埋入トルク値を記録する．35Ncm以上の初期固定が得られた場合は即時荷重（埋入から24時間以内）または早期荷重（24時間～2カ月以内）が可能となるが，十分に適用条件を確認し，利益がリスクを上回る場合にのみ適用する（図11）．

手術解剖

本術式で留意すべき解剖学的構造物には，下歯槽動脈と下歯槽神経を含む下顎管とそのアンテリアループ，オトガイ孔，オトガイ神経，舌神経，オトガイ下動脈がある．

下歯槽神経・動脈は下顎孔から下顎骨内に入り，オトガイ孔を通過しオトガイ神経となる．下歯槽神経の下顎骨内の走行は，多くが下顎の下方半側に位置しているが，欠損部の骨吸収レベルによってその三次元的位置はさまざまであり，CBCT撮影による位置の把握が必須となる．埋入窩形成用のドリルの先端が最大で約0.5mm前後，実際の埋入深度よりも突出していることも考慮し（図12），下顎管より2mm以上の安全域を設けて埋入計画を立案する．部分欠損における通常荷重であれば長径8～10mmのインプラントで十分な予知性が報告されており，いたずらにそれ以上の長さのインプラントを埋入することは，かえってさまざまなリスクを増加させる．

オトガイ孔は通常，第二小臼歯の根尖または小臼歯間に存在することが多く，2.0～14.3％の下顎骨に副オトガイ孔の存在も報告されている．報告者により好発部位が異なるため，CTの読影で確認することが推奨されるが，大きな副オトガイ孔はオトガイ孔のすぐそばに発現しやすいとされる[1]．下歯槽神経は，オトガイ孔より前方に伸びてから後上方に反転するいわゆるアンテリアループを形成し，オトガイ孔から出る．アンテリアループはオトガイ孔よりも約3mm前方に走行するため，オトガイ孔前方に埋入する際は，アンテリアループの確認と2mm以上の安全域の設定を怠ってはならない[2]（図13）．繰り返しになるが，確認には必ずCBCTを参照し，できるだけシミュレーションソフトでインプラントとの位置関係を三次元的に把握することが強く推奨される．

オトガイ孔から出たオトガイ神経は，オトガイ部の皮膚へ分布するオトガイ枝と下唇に分布する下唇枝に分かる．下歯槽神経を損傷すると，オトガイ神経を含むそれらの支配領域に知覚麻痺または鈍麻が生じる．

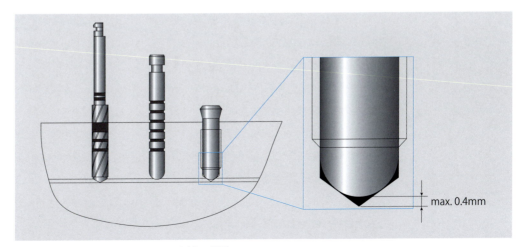

図12　埋入窩形成用ドリルの先端の構造
（Straumann外科マニュアル）

Chapter 9

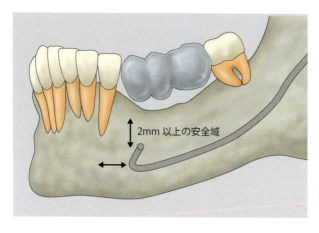

図13 下歯槽神経のアンテリアループと安全域

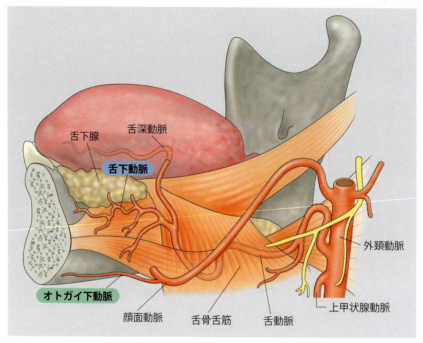

図14 舌下動脈とオトガイ下動脈の位置

　舌神経は下歯槽神経と同様に下顎神経の分枝の一つで，舌の前方2/3の知覚を司る．最後方臼歯の遠心部で最も歯槽頂に近接するため，遊離端欠損などで遠心方向に切開を加える際には注意が必要である．また，10%において舌側歯槽頂に舌神経が分布する可能性があるという報告もあり，インプラント埋入時は頬側の骨の裏打ちを確認したうえで，頬側方向へ斜切開を加える[3]．また，舌側フラップの剥離は慎重かつ丁寧に行い，同部位への減張切開は可及的に避けることが望ましい．

　下顎骨の舌側には，舌動脈の分枝である舌下動脈と顔面動脈の分枝であるオトガイ下動脈が走行している．舌下動脈は下顎骨の前歯部内面から前歯部歯槽縁の下方やオトガイ棘付近の小孔から顎骨内に分布する．一方，オトガイ下動脈は下顎底に沿って顎舌骨筋外面上を前走して，顎舌骨筋と顎二腹筋の間を通り，オトガイ下部に達する．その後，舌下動脈同様に下顎骨内に入る．両者の位置関係は，顎舌骨筋をはさんで舌下動脈が内上方に，オトガイ下動脈が外下方に走行するイメージである（図14）．また，舌側孔や側方舌側孔（14～15ページ参照）からオトガイ下動脈や舌下動脈の枝が下顎

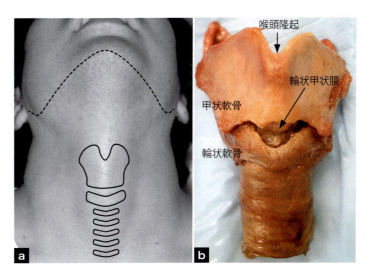

図15 輪状甲状膜穿刺のための解剖
a：頸部を伸展させたときの甲状軟骨，輪状軟骨および気管の位置
b：穿刺部位の解剖

骨内に侵入しているケースも多いため，特に直径1mm以上あり，埋入予定部位の近くにあるような場合は，骨膜剥離と埋入部位の決定を慎重に行う必要がある．これら動脈は臼歯部付近では直径が太く，骨形成用ドリルが下顎骨舌側を穿孔し，これらの動脈を損傷すると，血腫となり口底が挙上され，結果として気道閉塞を起こし，最悪の場合，窒息死に至ることがある．これらの口底血腫は術後数時間後，遅発性に起こることがあるため，十分な注意が必要である．万が一，気道閉塞を起こした場合は，躊躇せず119番通報すると同時に，口腔内からの挿管は困難であるため，輪状甲状膜穿刺による緊急気道確保を行う（図15）必要がある．甲状軟骨にある喉頭隆起（のどぼとけ）から下に辿っていき，最初の陥凹部位が輪状甲状膜である．上下的に10mm，幅30mm程度とされ，その中央は比較的血管の走行が少ないとされる．専用のキットも販売されているが，シミュレーターを用いたトレーニングに参加するなど，日頃からの緊急時の訓練が重要であることは言うまでもない．

術後管理

・術直後にパノラマX線ならびに必要に応じてデンタルX線を撮影し，下歯槽神経や隣在歯との位置関係や埋入方向，またヒーリングアバットメントが正しく装着されているか確認を行い，患者に状況を説明する．
・術後，口底への腫脹を認めた場合，ただちに連絡するように指示する．
・局所麻酔の効果が消失した後に知覚の鈍麻や麻痺が認められる場合も，連絡するよう指示する．手術直後にこのような合併症が起こった場合には，可及的すみやかにCTを撮影し，インプラントと解剖学的構造物の三次元的位置関係を確認し，必要に応じてインプラントの撤去を検討する．
　術後の注意事項として，
・疼痛に関しては当日および翌日がピークであり，遅れて術後2～3日に腫脹がピークとなることを十分に説明する．
・2週間後に抜糸ならびに消毒を行う．

Chapter 9

上顎審美領域

概要

　上顎前歯部へのインプラント埋入では，下顎臼歯部のように重大な合併症につながる神経や血管など解剖学的構造物は存在しない．しかし，審美障害という同領域特有の合併症が生じる可能性があり，インプラントの三次元的ポジションが非常に重要となる．

　抜歯後の頬側骨（bundle bone）の吸収は著しく，ほとんどの症例において同時法または段階法GBRが適応となる．治療開始時点で埋入予定部位が抜歯前であるか，治癒完了部位であるかによってガイドラインが異なる[4]（図16, 17）．また，粘膜のバイオタイプがThin Scallopedの場合は，結合組織移植術の必要性についてもあらかじめ説明を行う．

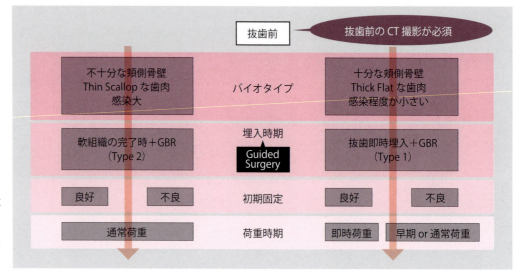

図16　審美エリアにおける治療ガイドライン（抜歯前）（文献4をもとに作成）

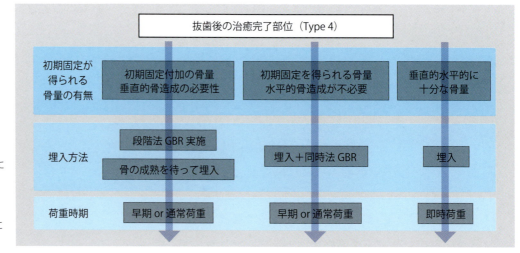

図17　審美エリアにおける治療ガイドライン（治癒完了部位）（文献4をもとに作成）

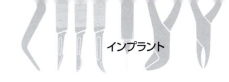

術前評価

前述した全身的・局所的診査に加えて，審美領域におけるインプラント治療ではスマイル時のリップラインや軟組織のバイオタイプなど審美学的リスクの評価を行う（図18）．審美エリアにおいては，しばしば患者と術者間の理想的ゴール設定の認識が異なる場合があるので，治療上の限界や軟組織移植など付加的な処置が必要になることなどについて，十分なインフォームドコンセントを行い，同意書を取得する．

CBCT撮影を行い，シミュレーションソフトを用い埋入予定部位の三次元的評価を行う．欠損部の上部構造の歯頚ラインから逆算して埋入位置を決めることが重要である．ボーンレベルタイプのインプラントでは歯頚ラインより垂直的に2～3mm根尖側にインプラントのプラットフォームが位置するように埋入計画を立案する（図19）．

インプラントの直径および長径は，鼻腔底まで2mm以上の安全域を設け，かつ可及的に骨の裂開や開窓を避けられるものを第一選択とする．インプラントデザインは骨の開窓や隣在歯の歯根との接触のリスクをできるだけ低減させるために，テーパードタイ

	低い	中程度	高い
全身的な状態	健康かつ協力的な患者で，正常な免疫システム		低下した免疫システム
喫煙習慣	非喫煙者	軽度の喫煙者（＜10本／日）	重度の喫煙者（＞10本／日）
患者の審美への期待	小さい	中程度	大きい
リップライン	低い	中程度	高い
歯肉のバイオタイプ	低いスキャロップ 厚い	中程度のスキャロップ 中程度の厚さ	高いスキャロップ 薄い
歯冠形態	方形		三角形
インプラント部位の炎症	なし	慢性	急性
隣在歯の骨レベル	コンタクトポイントから ≦5mm	コンタクトポイントから 5.5～6.5mm	コンタクトポイントから ≧7mm
隣在歯の補綴状態	天然歯		修復済み
欠損部の幅	1歯（≧7mm）	1歯（＜7mm）	2歯もしくはそれ以上
軟組織の解剖学的形態	完全な軟組織		軟組織欠損
歯槽頂の解剖学的形態	骨欠損のない歯槽頂	水平性骨欠損	垂直性骨欠損

図18 審美的リスク評価（Esthtetic Risk Assessment）(S.T. Chen & D. Buser)

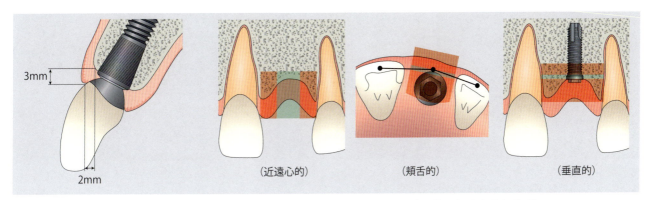

図19 前歯部における理想的なインプラントポジション（ITIトリートメントガイド Vol.1をもとに作成）

Chapter 9

プが推奨される．

　必要に応じてガイデッドサージェーリーの適用が望ましいが，骨質の診断を怠ると初期固定を得られない可能性があるので十分に留意して用いる．

術式

① 歯槽頂よりやや舌側に切開を入れる．縦切開は，2本の縦切開の根尖側を結んだ距離が，歯槽頂の切開線の距離の約2倍以上の末広がりになるようにデザインする．縦切開を隣在歯から入れる場合の歯冠側の起始点は，術後の歯肉退縮を最小限にするために歯間乳頭と歯頸線の最深部の中間部分に設定する．また，粘膜のバイオタイプがThin Scallopedの場合は，歯間乳頭には切開線を入れずに温存して縦切開を入れることもあるが，血流が著しく悪くなるため，緊密な縫合が求められる（図20，21）．

② 全層弁にてフラップを剥離・挙上を行う．埋入部位に中切歯が含まれる場合や，正中をまたぐ欠損の場合は前鼻棘付近まで剥離する（図22）．鼻腔底への穿孔のリスクがある場合は鼻腔底まで剥離し明示する．縦切開部は術野の遠心部も剥離しておくと，縫合時に裂開しにくく縫合しやすい．GBRを計画している場合には，剥離を完了した時点で先に減張切開を入れておくと，術直後の出血や腫脹を軽減できる．減張切開を入れる場合には新しいメス刃を用い，粘膜弁に対してできるだけ垂直方向に一

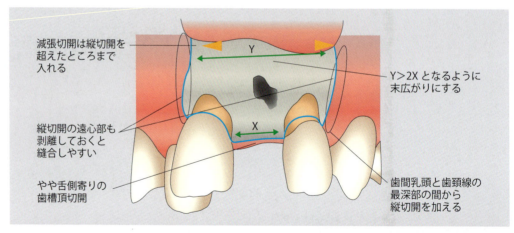

図20　前歯部のフラップデザイン

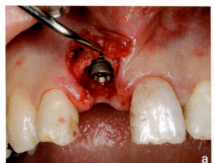

図21　前歯部におけるフラップデザイン
　a：バイオタイプがThin Scallopedで歯間乳頭を温存したフラップデザイン
　b：バイオタイプがThick Flatで血流を考慮したフラップデザイン

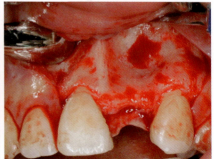

図22　前鼻棘付近までの剥離

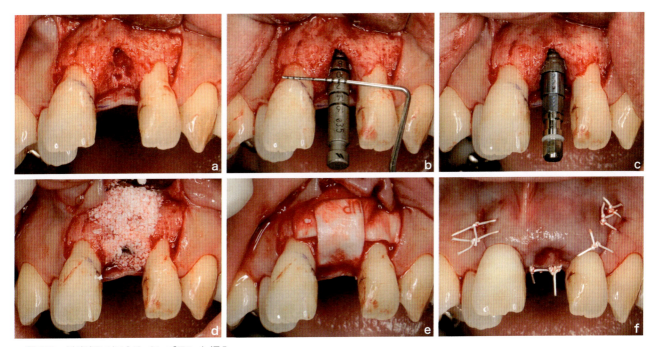

図23 前歯部におけるインプラント埋入
a：切開・剥離．b：埋入ポジションの確認．c：頬側に裂開を認める．d：異種骨による骨造成．e：吸収性コラーゲン膜による骨補填材の保護．f：縫合，終了

本線の切開を入れる．
③ ラウンドバーなどで，骨面を掻爬し骨表面の軟組織や骨膜を除去する．各インプラントシステムのガイドラインを遵守しインプラント埋入窩を形成し，インプラントを埋入する．インプラント体の裂開や開窓が予想される場合は，インプラント埋入前にデコルチケーションを行う．
④ インプラントを埋入し，裂開ならびに開窓が生じたり，あるいは唇側に十分なボリュームが得られない場合はGBRを行う．骨移植材を添加する前に水平マットレス縫合を通しておくとメンブレンを被覆した直後に縫合することができ，かつ死腔をなくすことができる．緊密かつテンションフリーな縫合を行い，創部の哆開を起こさないように配慮する（図23）．

手術解剖

本術式で留意すべき解剖学的構造物には，切歯管（鼻口蓋神経）および鼻腔がある．
中切歯相当部位への埋入では切歯管の位置や太さによって初期固定を得にくいことがあるので，注意が必要である（図24）．バリエーションはさまざまであるが，開口部の平均内径は4.6mmである[5,6]．切歯管がインプラント埋入を妨げるような場合には，その内部の血管や神経をラウンドバーなどで切除し骨補填材にて骨移植する．術後に出血や神経麻痺などの後遺症が生じることは非常にまれであるが，口蓋前方の感覚消失が起こることがある．切歯管が大きく初期固定が得られない場合は，やや根尖部を遠心方向に傾斜させて埋入する．

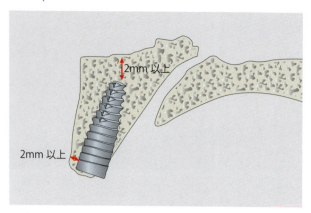

図 24　切歯管とインプラントの位置関係
　　　（文献 6 をもとに作成）

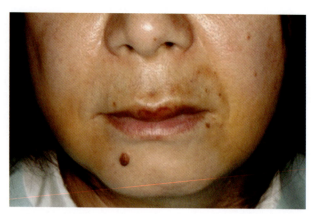

図 25　前歯部へのインプラント埋入および GBR 後の
　　　内出血

　鼻腔穿孔のリスクが伴う場合は，根尖側で前鼻棘まで全層弁にて剥離し，鼻腔底を明示・確認し穿孔を防止する．インプラント体の裂開ならびに開窓に対し，GBR にて対応する必要があるが，減張切開時の粘膜の穿孔は感染や後出血のリスクを高めるので注意が必要である．

術後管理

術後の注意事項として，
・疼痛に関しては当日および翌日がピークであり，その後やや遅れて術後 2〜3 日に腫脹がピークとなることを十分に説明する．
・GBR 時の減張切開によって術後に内出血が生じることがあり，1 週間〜10 日ほどで消失することを伝える（図 25）．
・鼻腔底まで剥離したことによって，鼻翼付近が突っ張るなどの違和感が残ることがあるので，術前のインフォームドコンセントをしっかりと行う．
・抜糸は十分に創部の閉鎖を確認し，14 日後以降に行う．
・患者が抜糸前に創部の哆開に気づいた場合には，ただちに来院するよう指示しておく．

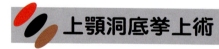

上顎洞底挙上術

概要

　上顎臼歯部は，抜歯後の骨吸収と上顎洞の含気化により洞底部までの垂直的骨量が不足することがしばしばみられる．洞底部までの垂直的骨量に応じて，ショートインプラントの使用や同時法または段階法の上顎洞底挙上術による骨造成後にインプラント埋入を計画する．上顎洞底挙上術は，内側性の骨造成のため予知性は非常に高く，近年では骨補填材を使用せず（グラフトレス）スペースメーキングのみで骨造成が期待できると

いう報告もある[7]．

上顎洞底挙上術は主に以下の2つに大別される．

1）クレスタル（歯槽頂）アプローチ

歯槽頂のインプラント埋入窩からオステオトーム（先端が凹面）とマレットを用いて，洞底部の皮質骨を若木骨折させ，骨片と一緒に洞底粘膜を挙上する方法．挙上可能量は約2～4mmであり，それを超えると洞底粘膜の穿孔や裂開のリスクが高くなる．

本術式は盲目下で行うため，上顎洞底粘膜の穿孔を確認することが困難である．そのため，5mmを超える挙上量が必要な際は適応とならない．既存骨の残存骨量が5mm以上かつ上顎洞底が比較的平坦な場合，非常に良好な予知性が得られることが報告されている[8]．本術式はソケットリフト，オステオトームテクニック，transalveolar approachなどとも呼ばれる．

2）ラテラルアプローチ

上顎洞の頰側骨壁に骨窓を形成し，明視下にて上顎洞底粘膜を剝離し挙上する方法．挙上量に制限がないため，残存骨量が5mm未満の場合，あるいは上顎洞底が埋入方向に対して傾斜しているケースが適応となる．クレスタルアプローチが骨造成と同時にインプラント埋入を行うことを前提としているのに対して，ラテラルアプローチは同時埋入する方法（同時法，simultaneous approach）と，先に骨造成だけを行いインプラントは待時埋入する方法（段階法，staged approach）に大別される．これらは，インプラントの初期固定が得られるか否かによって術式が選択され，通常残存骨が3mm未満の場合は段階法を選択する．

サイナスリフト，ラテラルウィンドウテクニックなどとも呼ばれる．

術前評価

前項までの一般的な診査に加えて術前の問診で，鼻疾患の既往について必ず確認を行う．上顎洞根治術などの既往がある場合，上顎洞が骨で満たされているか，ごくまれに対孔がそのまま顎裂となっていることもあるため，CBCTによる確認が必須である（図26）．

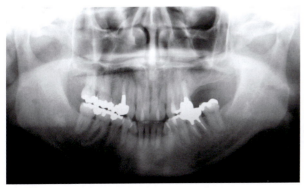
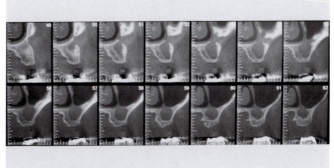

図26 上顎洞根治術の術後に対孔が残存した症例

Chapter 9

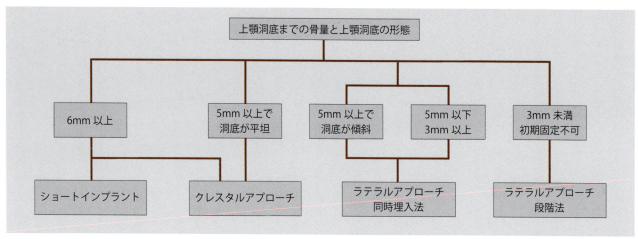

図27 上顎洞底挙上術におけるディシジョンツリー

　CBCTの撮影範囲は欠損部に加え，自然孔および鼻中隔を含むように設定することが望ましい．

　洞内部の病変や1/3を超えるような洞底粘膜の肥厚，鼻中隔に著しい湾曲などが認められる場合は，事前に耳鼻科への対診・加療を依頼する．CBCT画像より欠損部の顎堤幅および上顎洞底までの骨量を計測し，上顎洞底挙上術の必要の有無ならびに術式の選択を行う．上顎洞底挙上術におけるディシジョンツリーを図27に示す．水平的骨量が不足している場合は，上顎洞底挙上術と同時にGBRも計画する．6mm以上の骨量が存在する場合は，外科的侵襲の影響を考慮し，ショートインプラント（6mm以下）の使用も選択肢となる．

術式

1）クレスタルアプローチ

① クレスタルアプローチでは，切開剥離まで通常のインプラント埋入と全く同様に行う．術前に残存骨量を計測し，上顎洞底の1～2mm手前まで通法に従い埋入窩の形成を行う．上顎臼歯部は骨質が柔らかいことが多く，規定の最終ドリルのより1つ小さい径で形成を完了する場合もある．

② 最終ドリル径と同径のオステオトームを埋入窩に挿入し，マレットで慎重に槌打し洞底部の骨片を若木骨折させる．そのまま，埋入予定の深度まで槌打しながら進める．オステオトームにはあらかじめ，埋入深度の目盛りにストッパーを設置しておく．

③ 埋入窩に自家骨または骨補填材を填入し，再度埋入予定の深度まで槌打する．一度に多量の補填材を填入すると洞底粘膜が裂開しやすいため，少量ずつ行いこれを繰り返す．目安としては，インプラントの根尖周囲が約2mm以上の骨補填材で囲まれる程度の量を填入したら，インプラント埋入を行う（図28）．

④ 上顎骨は骨質が柔らかいため，原則的にタップ形成は不要である．インプラントの

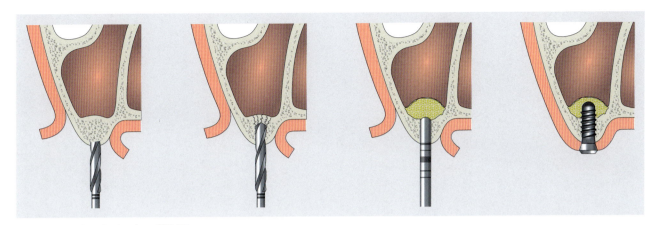

図28 ソケットリフトの概略図

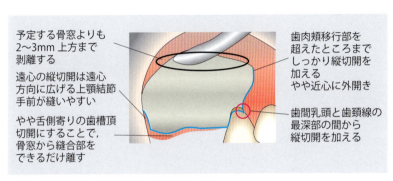

図29 ラテラルアプローチのフラップデザイン

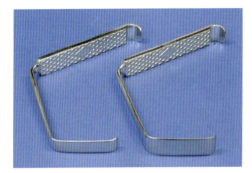

図30 細谷式上顎洞鉤

上顎洞への迷入を避けるため，埋入時にインプラントを押し込まないように注意する．

2) ラテラルアプローチ

① 感染防止の観点から骨窓部と切開線をできるだけ離すために，歯槽頂部よりやや舌側寄りに歯槽頂切開を入れる．フラップは歯槽骨の幅を十分に確認できるように大きく剥離し，予定する骨窓の辺縁から近遠心におおよそ15mm離したところに末広がりに斜切開を加える（図29）．剥離後は細谷式上顎洞鉤でフラップを把持すると術野を確保しやすい（図30）．骨窓の底部は上顎洞底から約2mm上方に設定し，近遠心は挙上部位に応じて決定する．

② ストレート用のダイヤモンドラウンドバーなどの回転切削器具またはピエゾサージェリーなどの超音波切削器具を用いて骨窓形成を行う．回転切削器具を用いる場合は，洞粘膜の穿孔に十分注意し，フェザータッチを心掛ける．骨窓形成した骨片の取り扱いに関しては，除去せずに新たな上顎洞底骨としてそのまま挙上を行う方法や，骨窓を除去し挙上後に骨窓を戻す方法など，術者によってさまざまであるが，筆者は骨窓が腐骨になる可能性を考慮し，除去した骨片は用いず，骨窓部は吸収性メンブレンによって被覆する．

③ 骨窓形成が完了したら，サイナスエレベーターを用いて上顎洞粘膜の剥離・挙上を行う．剥離のポイントは，粘膜を持ち上げるのではなく骨面にエレベーターを這わせ

Chapter 9

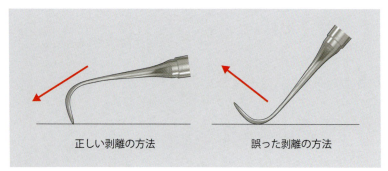

図31 サイナスエレベーターの使用法

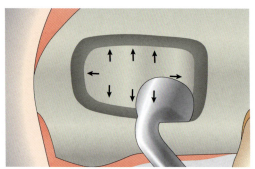

図32 上顎洞粘膜の剥離の方向は，はじめ全周方向に均等に進める

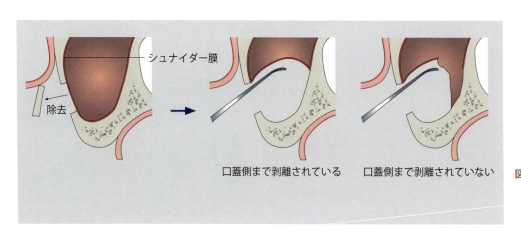

図33 上顎洞粘膜は口蓋側までしっかりと剥離することで術後の吸収を抑えられる

るように剥離していく（図31）．また，一方向だけではなく，骨窓の全周に渡って剥離を行い，洞底粘膜にテンションがかからないように注意することがポイントである（図32）．できるだけ，上顎洞の口蓋側壁も頬側と同じ高さまで剥離・挙上を行うことで，術後の骨吸収を最小限にすることができる（図33）．上顎洞底粘膜の穿孔の確認は鼻呼吸に連動する動きを確認することも有効であるが，血餅によって穿孔部が封鎖されて見落とすことがあるので，ミラーなど目視にて確認することが望ましい．

④ インプラントを同時に埋入する際は，上顎洞底粘膜の挙上が完了した時点で洞底粘膜を損傷しないように埋入窩の形成を行う．本術式では，初期固定を得るための既存骨が非常にかぎられているため，最終ドリルの形成は原則として行わない．埋入時に初期固定が得られない場合は，術後に上顎洞にインプラントが迷入する可能性があるため埋入は断念する．

⑤ 埋入窩の形成が完了したら，洞底粘膜の微小な穿孔部の保護と，術後の腫脹に伴い洞底粘膜が裂開した場合に備え，挙上したエリアの天井部分に吸収性メンブレンを設置する．自家骨と骨移植材の混合または骨移植材単独を，挙上したスペースに填入する．顆粒サイズは大きめのものを用い，あまり緊密に填入しすぎない．同時法では，骨補填材すべてを填入後にインプラントを埋入するか，あるいは埋入前に口蓋側へ半量填入し，インプラント埋入後に残りの半量を頬側に填入する方法がある．骨窓の大

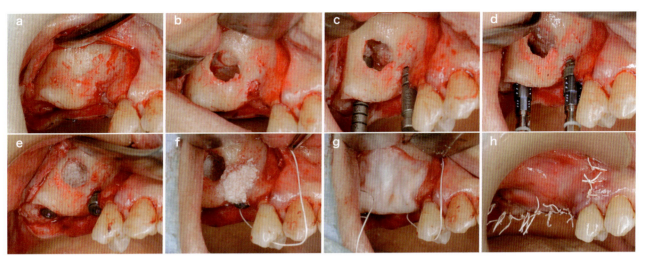

図34 ラテラルアプローチの基本的な流れ（本症例では GBR 併用）

きさによって両者を使い分ける．
⑥ 吸収性メンブレンにて骨窓部を被覆し，ゴアテックス縫合糸などでテンションフリーの縫合をする（図34）．

手術解剖

本術式で留意すべき解剖学的構造物には上顎洞隔壁および後上歯槽動脈が挙げられる．

上顎洞内の隔壁は，両術式に共通して問題となる構造物で，約20～30％の割合でみられると報告されている[9～11]．上顎洞隔壁は完全に洞内を2つ以上の区画に区切るものから，Underwood 隔壁と呼ばれる洞底部の骨性隆起や，頬側壁にみられる垂直性部分骨壁がある．隔壁の存在は，上顎洞底粘膜の挙上の妨げになると同時に，粘膜穿孔のリスクとなるので，3D 画像により洞内の確認を行うことが重要である（図35）．

上顎洞底までの骨量が不足し，かつ埋入予定部位の直上に隔壁がある場合，クレスタルアプローチの適用ではない．ラテラルアプローチにおける隔壁への対応は，隔壁の範囲や大きさによって異なる．上顎洞を完全に区切るような隔壁，すなわち多房性の上顎洞においては，それぞれの洞に対して骨窓を形成し独立して剥離・挙上を行う．一方，Underwood 隔壁のような骨隆起においては，隔壁部剥離時に裂開が非常に起こりやすい．そのため，骨窓を隔壁前後に2つ形成し，近遠心の両方向より剥離挙上を行うことで，洞底粘膜の裂開を最小限にすることが可能である．原則，隔壁上に骨窓を形成してはならない．

後上歯槽動脈は顎動脈の分枝の一つで，眼窩下動脈の分枝である前上歯槽動脈（ときには中上歯槽動脈）などとともに上顎洞への血液供給を担っている（図36～38）．この2つの血管は上顎洞側壁骨内を走行し，吻合していることが多い．ラテラルアプローチを行う際には，術前に後上歯槽動脈の位置を確認し，可及的に血管を避けた骨窓設定を行う．後上歯槽動脈はCBCT上で，上顎洞の頬側骨壁面上の切れ目あるいは窪みとして現れる（図39）．太い血管であれば，骨面に透けて見えることもある．

Chapter 9

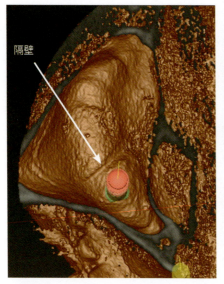

図35 上顎洞内の隔壁の確認

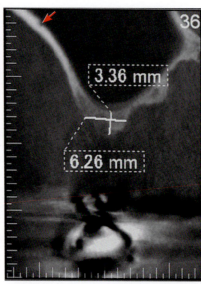

図36 CT画像における後上歯槽動脈の位置

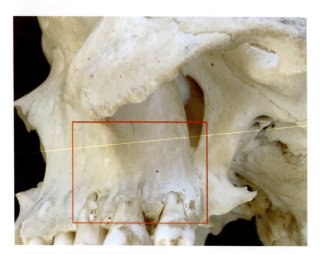

図37 後上歯槽動脈の位置

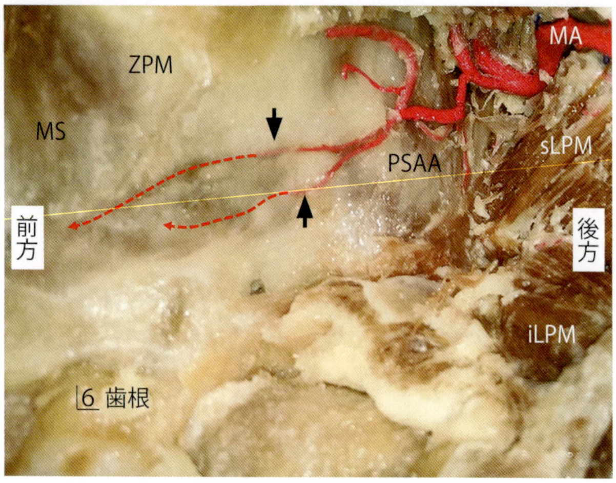

図38 後上歯槽動脈
2本の後上歯槽動脈が上顎洞後壁からそれぞれ骨壁内に侵入している（------▶）のが確認できる．iLPM：外側翼突筋下頭，MA：顎動脈，MS：上顎洞，PSAA：後上歯槽動脈，sLPM：外側翼突筋上頭，ZPM：頬骨下稜

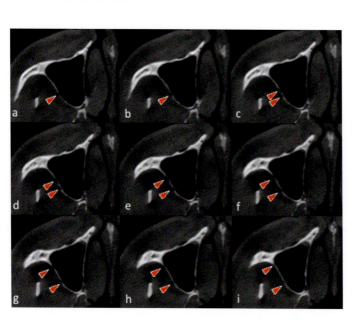

図39 後上歯槽動脈のCT像（水平断）
0.5mm幅で上方から下方に向かう右上顎洞の水平断（aが上方，iが下方）．最初は1本だった後上歯槽動脈（矢頭）が上顎洞後壁で骨壁に沿って2本に分かれ，それぞれ骨壁内に侵入し広がりながら下行しているのが確認できる

血管上に骨窓を形成をせざるをえない場合は，可能であればピエゾサージェリーなどで骨窓形成を行い，損傷を最小限にする．血管を損傷し出血すると，洞内が血液で満たされ明視野での剥離・挙上が困難となり，洞底粘膜の裂開のリスクが高まる．血管を損傷した場合は出血点を確認し，圧迫止血を第一選択とし，それでも止まらない場合は止血鉗子や電気メスを用いて，中枢側（骨窓の遠心側）を止血することが効果的である．

術後管理

術後の注意事項としては，
- 上顎審美領域の項で述べたことに加え，鼻出血の可能性や眼下におよぶ内出血の可能性を伝える．
- くしゃみを我慢したり，ストローで強く吸うなど鼻腔および副鼻腔に圧がかかるようなことは避けるよう注意する．
- 抜糸は十分に創部の閉鎖を確認し，14日後以降に行う．
- 患者が抜糸前に創部の哆開に気づいた場合には，ただちに来院するよう指示しておく．

文献

1) Iwanaga J, et al. Accessory mental foramina and nerves: Application to periodontal, periapical, and implant surgery. Clin Anat. 2016; 29(4): 493-501.
2) Greenstein G, Tarnow D. The mental foramen and nerve: clinical and anatomical factors related to dental implant placement: a literature review. J Periodontol. 2006; 77(12): 1933-1943.
3) Miloro M, et al. Assessment of the lingual nerve in the third molar region using magnetic resonance imaging. J Oral Maxillofac Surg. 1997; 55(2): 134-137.
4) 丸尾勝一郎．治癒期間と荷重プロトコルにおいて日本と欧米とで差異があるか．QDI．2016；23(1)：33.
5) Mraiwa N, et al. The nasopalatine canal revisited using 2D and 3D CT imaging. Dentomaxillofac Radiol. 2004; 33(6): 396-402.
6) Fukuda M, et al. Three-dimensional analysis of incisive canals in human dentulous and edentulous maxillary bones. International Journal of Implant Dentistry. 2015; 1: 12.
7) Pinchasov G, Juodzbalys G. Graft-free sinus augmentation procedure: a literature review. J Oral Maxillofac Res. 2014; 5(1): e1.
8) Pjetursson BE, Lang NP. Sinus floor elevation utilizing the transalveolar approach. Periodontol 2000. 2014; 66(1): 59-71.
9) Velásquez-Plata D, et al. Maxillary sinus septa: a 3-dimensional computerized tomographic scan analysis. Int J Oral Maxillofac Implants. 2002; 17(6): 854-860.
10) Kim MJ, et al. Maxillary sinus septa: prevalence, height, location, and morphology. A reformatted computed tomography scan analysis. J Periodontol. 2006; 77(5): 903-908.
11) Ulm CW, et al. Incidence and suggested surgical management of septa in sinus-lift procedures. Int J Oral Maxillofac Implants. 1995; 10(4): 462-465.

Chapter 10
舌強直症

伊原木聰一郎

Point

☑ 臨床的特徴は，挺舌すると舌がハート型になる，上顎歯槽部にまで舌を挙上するのが困難である，前方に挺舌するのが困難である，舌の側方運動が障害されていることである．

☑ 手術には舌小帯切断術と舌小帯形成術の2法が存在するが，どちらも合併症のリスクは低い．

概要

　舌小帯の短縮もしくはオトガイ舌筋の高度の付着によって，舌運動が制限される先天的異常である．罹患率は4〜10%で，男女比は約2対1で男性に多い[1,2]．ほとんどは孤発性であるが，口唇口蓋裂および歯数異常を伴った遺伝性舌強直症も存在する[3]．

　臨床的特徴は，挺舌すると舌がハート型になること，小帯が舌尖部にまで付着していること，上顎歯槽部まで舌を挙上するのが困難であること，下顎前歯を越えて挺舌するのが困難であること，舌の側方運動が障害されていることなどである（図1）．積極的な舌運動で舌小帯が自然延長するとの報告もあるが，舌強直症の自然経過は不明である．

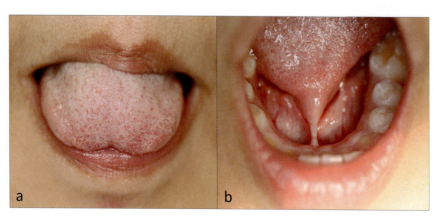

図1　舌強直症の術前写真
a：挺舌により舌がハート型を呈している
b：舌尖部まで小帯が付着し舌の運動が困難である

授乳困難（乳児の吸啜力不足，挺舌が不十分で乳児の下顎前歯が母親の乳頭に接触し痛みを伴う場合），構音障害，口腔不衛生などが問題となる．大多数の乳児は舌強直症があっても問題なく授乳可能である．授乳困難については，舌強直症のない乳児では3％であるのに対して，舌強直症のある乳児では25％である[1]．授乳困難を伴う乳児は，舌強直症の有無を調べる．

構音障害の原因となるが，言葉の遅れの原因とはならない．「ラ行」「サ行」「カ行」「タ行」の発音が影響を受ける[4]．舌強直症があり，構音障害が存在する場合は，言語聴覚士による評価が必要となる場合がある．

術前評価

手術の適応症は専門家の間でコンセンサスが得られていない[4]．授乳困難，構音障害，口腔不衛生などが適応となりうる．手術時期についても議論の余地がある．4歳までは舌小帯の自然延長が期待できるとする報告もある[4]．しかし，他方で摂食，発音などの発達前に手術すべきという報告もある．成人でも口腔不衛生の原因となっている場合には，手術適応となる．

以上のように，専門家の間でも意見が分かれるため，手術の決定に際しては，手術によって得られる利益と乗り越えるべきリスクとを担当医と保護者がよく話し合ってから決定する．

術式

一般的に，舌小帯切断術と舌小帯形成術の2法が行われる．乳児に対しては全身麻酔下で行われる．舌の浸潤麻酔に耐えうる幼児は局所麻酔下で行われる．治療に非協力的な小児の場合は，体動により舌深静脈や舌下小丘などの損傷の危険性があり，全身麻酔での処置が安全である．

【使用器具】
- No.11メスまたはNo.15メス
- 有鉤ピンセット，無鉤ピンセット
- ヘガール型持針器
- 曲剪刀
- 4-0吸収糸（バイクリル®など）
- モスキート鉗子

1）舌小帯切離術

舌小帯のみを切離する術式である．舌尖部に縫合糸をかけ舌を牽引・挙上することで，舌小帯を緊張させる．モスキート鉗子で舌小帯を挟んで舌を挙上してもよい．

剪刀またはメスで舌小帯中央を舌尖部から口底側へ，深部にあるオトガイ舌筋を切離しないように舌小帯のみを切離する．舌小帯切離術のみでは，ほとんど出血しない．

Chapter 10

合併症としては，出血，感染，潰瘍形成，疼痛，舌や顎下腺管の損傷，再癒合などが挙げられるが，頻度は低い．

2）舌小帯形成術

舌小帯およびオトガイ舌筋を切離し形成する術式である（**図2**）．舌小帯を切離するのみでは，舌の可動性が得られない症例，太い舌小帯，再手術例などが適応である．

鉗子で舌小帯を把持（**図2a**），切離後（**図2b**）に，メスもしくは電気メスで粘膜下のオトガイ舌筋を正中部で一部切離する（**図2c**）．切離後，実際に挺舌させて術前よりも舌可動域の増加が得られたことを確認する（**図2d**）．口底部の菱形の創を，直線状に縫合し閉鎖する（**図2e**）．

手術解剖

本術式で術野に確認しうる，もしくは損傷する可能性のある解剖学的構造物は，舌小帯，舌下小丘，舌下ヒダ，采状ヒダ，舌深静脈（舌静脈へ注ぐ）である（**図3**）．

舌下面から舌側歯槽粘膜につづく舌小帯の口底側付着部は歯槽粘膜（70％），舌下小丘部（30％）[5]とばらつきがある．舌小帯が歯槽粘膜高位に付着している場合，切開線

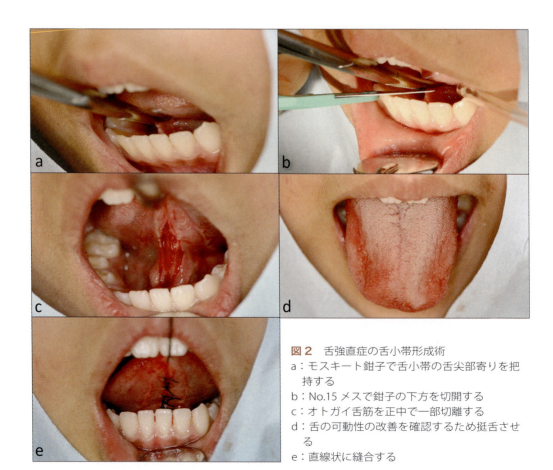

図2 舌強直症の舌小帯形成術
a：モスキート鉗子で舌小帯の舌尖部寄りを把持する
b：No.15メスで鉗子の下方を切開する
c：オトガイ舌筋を正中で一部切離する
d：舌の可動性の改善を確認するため挺舌させる
e：直線状に縫合する

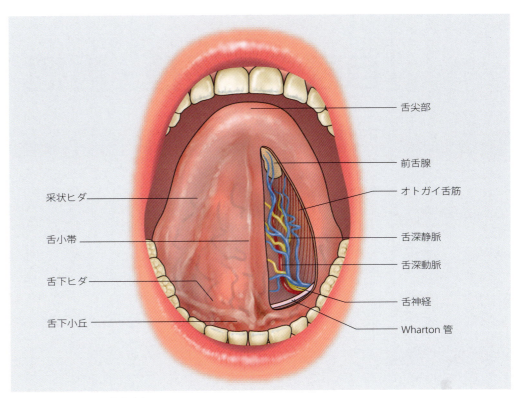

図3 舌下面の手術解剖

が歯槽粘膜に寄りすぎ，舌下小丘や舌下ヒダを損傷してしまう可能性があるため注意を要する．

また，粘膜上皮のみの切開を行えば問題にはならないが，切開が深くなってしまった場合，最初に損傷する可能性が高いのは舌深静脈であり，これにより出血する可能性がある．通常表層から舌深静脈，舌神経，舌深動脈の順で並ぶが，よほどのことがないかぎり神経や動脈を損傷することはないと考えられる．

術後管理

舌の可動性を維持するため，また術前の舌悪習癖を修正するために，口腔筋機能療法が必要となることがある．

文献

1) Messner AH, et al. Ankyloglossia: incidence and associated feeding difficulties. Arch Otolaryngol Head Neck Surg. 2000; 126(1): 36-39.
2) Segal LM, et al. Prevalence, diagnosis, and treatment of ankyloglossia: methodologic review. Can Fam Physician. 2007; 53(6): 1027-1033.
3) Kantaputra PN, et al. Cleft lip with cleft palate, ankyloglossia, and hypodontia are associated with TBX22 mutations. J Dent Res. 2011; 90(4): 450-455.
4) 銘苅泰明ほか．小児における舌小帯短縮症の手術時期の検討．小児口腔外科．2011；21：69-72．
5) 村上守良．舌小帯の歯槽粘膜附着部について．歯基礎誌．1978；20：650-658．

Chapter 11
自家歯牙移植・再植

芝　多佳彦，松下祐樹

Point

☑自家歯牙移植術と再植術は保存的治療の最終手段であるとともに，欠損歯列への対応の一手段である．
☑自家歯牙移植術は歯だけでなく，歯根膜を活用できることが最大の利点である．
☑適応症の判断と，適切な術後管理が成功の可否を左右する．
☑術中に歯根膜をできるかぎり損傷させないことが重要である．

概要

　歯の移植や再植についての最初の記載は，16 世紀の Ambroise Paré による報告とされている[1]．1950 年代に入り抗菌薬の応用とともに，国内外で歯の移植と再植は盛んに行われるようになった．当時の成功率の低さから一時期，臨床の場から姿を消した．しかしながら，歯根膜の治癒に関する研究の発展に加え，インプラント周囲炎を初めとしたインプラント治療の問題点も指摘されるようになり，再び注目を集めている．

　狭義の意味での自家歯牙移植は，歯の存在する部位から別の部位（歯の欠損部位または欠損予定部位）に対し，外科的に歯を移動する処置をさす．広義の意味では，抜歯をした歯の方向や位置を変更して（外科的整直，外科的挺出）再植立する処置も含まれる．

　一方で，再植は根管治療が奏功しない歯や再治療が困難な歯（ポストが太く長く除去が困難な歯など）を意図的に抜歯し，口腔外で処置を行い，元の歯槽窩に上下的な深さおよび角度が元の位置と同一に再植立する治療（意図的再植）をさす．外傷などによる脱臼歯の整復も再植術に含まれるが，本章では意図的再植のみを扱う．

　自家歯牙移植術の生存率は平均観察期間 5.6 年で 90％（抜歯窩への移植は 100％，非抜歯窩への移植は 77％）[2]，再植術の歯牙生存率は平均観察期間 5.6 年（2 〜 11 年）で 80％と報告されている[3]．再植術の生存率が自家歯牙移植術と比較してやや低いのは，根尖病変による歯根膜への影響などが考えられている[4]．

自家歯牙移植術・再植術の適応症

1）自家歯牙移植術[4]

（1）移植歯の適応
- 智歯（咬合に関与していないものが望ましい）
- 矯正治療の目的で抜歯の対象となる歯
- そのままでは保存が困難な転位歯
- 歯周炎に罹患していない歯

（2）移植歯の具備条件
- 健常な歯根膜が5mm以上残存している歯
- 適切な歯根形態（単根が望ましく，著しい湾曲根や複根歯は不適）

（3）受容側の具備条件
- 上顎洞や下顎管との位置関係が安全であること（上顎洞との位置関係は上顎洞底挙上術を併用することで改善できる場合もある）
- 移植歯を1mm以上の骨幅ですべて覆うことができる歯槽骨または顎骨の存在（歯槽堤分割術を行うことで改善できる場合もある）
- 抜歯直後または抜歯後1カ月以内の抜歯窩（非抜歯窩への移植も可能だが，抜歯窩への移植と比較すると生存率が低下するため，抜歯窩への移植のほうが望ましい）

上記(1)〜(3)のすべてを満たしたときに，最適な自家歯牙移植術の適応症となる．

2）再植術[4]

（1）再植歯の適応
- 通常の歯内療法が無効または再治療自体が困難な歯
- 外科的歯内療法が部位的に困難または行っても予後が不良の歯
- 直視以外に根尖部の診断が不可能な歯（根尖からの破折など）

（2）再植歯の具備条件
- 抜歯および再植が比較的容易な歯根形態（単根が望ましい）
- 抜歯時に破折が生じない程度の健全な歯質が残存している歯

術式

一般的には局所麻酔下で行われるが，全身疾患を有している場合は，必要に応じて医科との連携が必須である．また，開口量が40mm以下の場合は，術野確保のため術前に開口訓練も考慮する必要がある．

【使用器具】
- No.12メスまたはNo.15，15cメス
- 抜歯鉗子（ダイヤコートされているものが望ましい），破骨鉗子，挺子
- 剥離子，鋭匙

・ラウンドバー，インプラント用ドリル
・持針器
・縫合糸（細すぎない 4-0 などのシルクまたはナイロン糸）
・ワイヤー（0.9mm），接着性レジン（スーパーボンド®など）

1）自家歯牙移植術

（1）計測

① 石膏模型診査

・咬合平面

対合歯の挺出により咬合平面が乱れている場合は，移植歯の補綴間隙の確保や補綴処置後の干渉防止のため，術前に対合歯の切削などを検討する（図 1a,b）．対合歯が補綴処置歯の場合は，術前に暫間被覆冠に変更し咬合接触を回避しやすくすることで，術直後の移植歯の安定を得ることができる．

・移植歯の水平的な歯根外形

移植歯の歯根外形をワイヤーで把握し，受容側に必要なソケットの大きさを検討する（図 1c,d）．

・対合歯と隣接歯との関係

対合歯に対して 1 歯対 2 歯の関係，また画像診断から隣接歯と歯根近接しないような理想的な移植歯の位置づけの部位を検討する（図 1e,f）．

・付着歯肉の幅

口腔内とあわせて評価する．付着歯肉の幅により，切開線の位置を考慮する（図 1g〜i）．術後，付着歯肉が少ないため清掃性に問題が生じる場合は，遊離歯肉移植術も検討する．

② 歯周組織検査（移植歯や受容側周囲の炎症の状態）

移植歯が歯周炎に罹患している場合は，移植歯としては不適切である．また，術後の感染を防ぐために，術前に口腔内の炎症を消退させておく．

③ 画像診査（デンタル X 線写真，パノラマ X 線写真，コンピュータ断層撮影；CT）

・移植歯の状態と歯周組織の把握

齲蝕，根尖性歯周炎，歯周炎の有無を確認する．齲蝕が存在する，また修復物が存在する場合は事前に除去しておく（対合歯との間隙を確保するために，移植歯の歯冠を削合する場合がある．そのときに異物や汚染物が歯根膜に付着しないように配慮するためである）．

・受容側周囲の歯周組織の把握

隣接歯に歯周炎・根尖病変が存在する場合は，移植後の感染に影響する可能性があるので，事前に処置しておく．

・移植歯の形態の把握

移植歯の歯根の幅と長さ，また湾曲度・離開度・ルートトランクなどを確認し，移植歯としての適応，抜歯の難易度を事前に把握する．

自家歯牙移植・再植

図1 石膏模型診断．8̲|を7̲|への移植を検討した症例

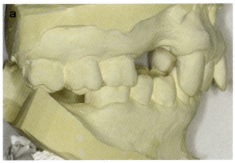
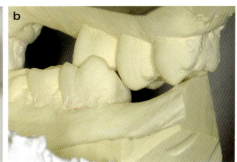

a：7̲|は欠損し，対合歯の7̲|口蓋咬頭が挺出しており，咬合平面を乱している
b：口蓋側面観．8̲|は顎堤に咬み込むほど挺出し，また咬合接触がないため，移植歯として妥当だと言える

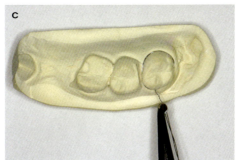
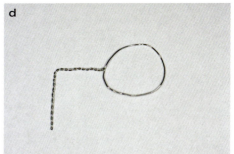

c：歯根外形の把握のため，複模型上で移植予定歯の歯頸部に矯正用の結紮線をホウのプライヤーで巻き付ける
d：中心部分に取手を作製し，変形しないように石膏鉗子などで歯冠部の石膏を破砕して，ワイヤーを取り出す

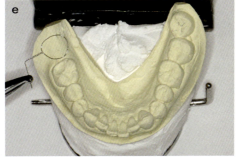
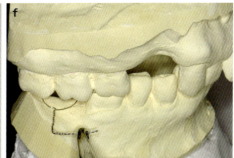

e：移植歯の位置づけ方向などを検討する．このワイヤーは術中用い，受容側の形成時の指標の一つとする
f：付与した取っ手を基準に，できるだけ側方方面観で1歯対2歯になるような植立位置を模索する

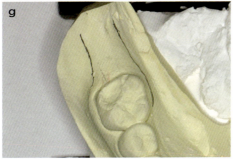
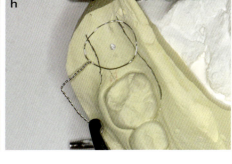

g：口腔内写真と照合し，付着歯肉の位置を模型上に記入する
h：決定した植立位置の中心を模型上に記入する

i：付着歯肉幅が十分にある場合は，植立位置の中心を通るように切開線を設定する（赤線）．付着歯肉が十分になく，移植後，頰側の付着歯肉幅が不足する場合は，やや舌側寄りに設定してもよい（青線）．移植歯を植立後，移植歯への歯肉弁の密着が難しい場合は，歯根形態に歯肉をトリミングすることを検討する

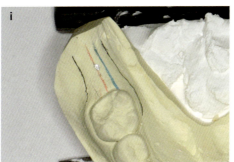

Chapter 11

図2 X線画像の評価．⌊8̅ を ⌊7̅ に移植を検討した症例

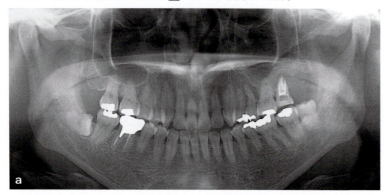
a：パノラマX線写真．移植予定歯の ⌊8̅ の根形態は不明瞭

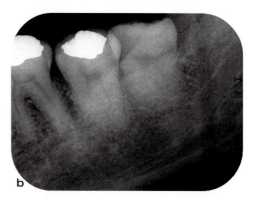
b：デンタルX線写真．デンタルX線写真においても ⌊8̅ の根形態は不明瞭

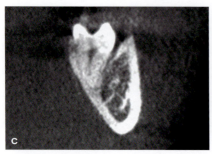
c：CTの前頭断面．頬側へ歯根が湾曲していることがわかる

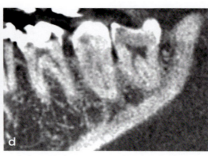
d：CTの矢状断面．やや遠心に湾曲していることがわかる

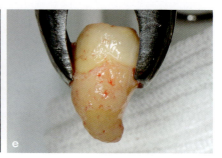
e：実際の抜歯後の歯根形態．CTで診査した画像と一致した歯根形態である．一見単純な歯根形態と二次元のX線写真で判断しても，歯根形態が複雑な場合がある．この移植歯は図4a〜cで示す術前の矯正力をかけて抜歯した移植歯である．このような複雑な歯根形態の場合は，術前に矯正力をかけることも検討する

・解剖学的構造物の把握

後述する手術解剖の神経や動脈の位置，また移植歯の歯根外形を把握する．特に三次元的な把握にはCTが優れている（図2）．

（2）受容側の抜歯（受容側に歯が存在する場合）

軟組織を損傷しないように，抜歯を行う（図3a,b）．同日に移植を行う場合は，まず移植歯を脱臼させた後に受容側の抜歯を行う．移植歯の抜歯が困難な場合や破折を起こした場合などでは，受容側の歯の保存を迫られる場合もあるので，移植歯の抜歯を確実に行えることを確認した後に受容側の抜歯を行う．

図3 自家歯牙移植術式．X線写真と術後経過は図10参照

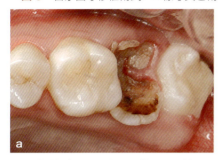
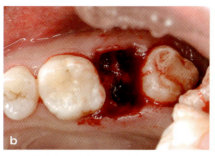
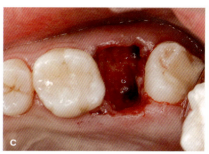

a：術前．|7 は保存不可能なため抜歯と診断

b：抜歯後．歯槽中隔が残存している

c：移植床形成後．歯槽中隔は破骨鉗子またはバーを用い除去

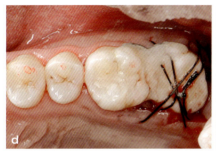
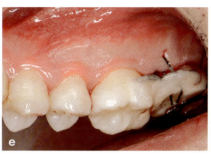

d：移植歯の縫合と固定．ワイヤーと縫合にて固定（咬合面観）

e：移植歯の縫合と固定（頬側面観）

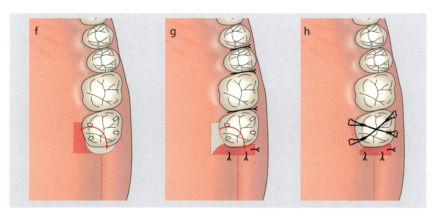

f：弁の封鎖が難しい場合は，有茎弁移植を検討する．本症例の場合は口蓋側から移植を行った．口蓋側歯肉一部の遠心以外を切開
g：有茎弁を |7 遠心へ移動
h：移植弁と歯肉を緊密に縫合

　受容側の歯に大きな根尖病変が存在する場合や，歯周炎に罹患している，または歯根破折などでポケット上皮が存在する場合は，抜歯後2週間以上の期間をおいて移植することが望ましい[5]．抜歯と同日に移植する場合，受容側に残存している感染組織の影響で，付着の部分的非獲得が起こる可能性があるからである．

（3）移植歯の抜歯

　局所麻酔は，歯根膜に損傷を与える可能性がある歯根膜内注射は避ける．メスで歯肉溝内に切開を加え，抜歯鉗子で慎重に抜歯を行う．挺子を用いると歯根膜を損傷する可能性が高くなるため，できるかぎり使用しないことが望ましい．

図4 術前に矯正力を移植歯にかける場合

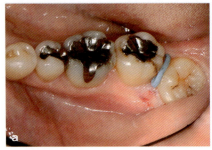
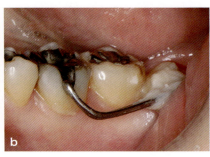
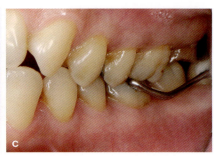

a：矯正用モジュールにより，遠心方向に矯正力をかける．モジュールの場合，一方向のみに力が加わるため，歯根膜の血流障害による硝子様変性が生じる可能性がある．移植歯の動揺を確認し，一旦モジュールを外し，2〜3日後に移植することが望ましい

b：ワイヤーを用いて，ジグリングフォースをかける．0.9mm線を用い，移植歯にワイヤーを取り付ける．咬合時や側方運動時にワイヤーが当たることで矯正力がかかる．ワイヤーが取れてしまうことがあるので，対合歯がある場合はレジンを移植歯に充填し，咬合性外傷を生じさせることも有効である

c：側方面観．ワイヤーが対合の⌊5 6間で咬合時や側方運動時に接触を与えている

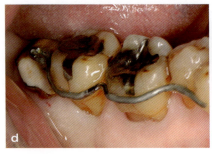
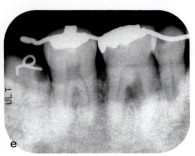

d：歯冠が崩壊しているような歯を移植歯として選択する場合，矯正的挺出をすることで，事前に矯正力をかけることもできる．ワイヤーは1.0mm線を用いた

e：dのデンタルX線写真．挺出する移植歯には矯正用の0.16×0.16角線ステンレススチールワイヤーを用いてフックを装着している

　　　　　動揺がほとんどなく，歯根が細長い場合や，複根歯または歯根肥大している場合は，歯根膜の損傷を避けるため術前に矯正力をかけることも検討する（図4）[6]．
　抜歯した移植歯は乾燥による歯根膜の損傷を避けるため，受容側の形成が終了するまで元の抜歯窩に戻す．抜歯窩に戻す際，抵抗が強い場合は無理に戻すと歯根膜の損傷を引き起こしてしまう可能性があるので，その場合は生理食塩水の中に移植歯を入れて保存する[7]．
　移植歯が有髄歯の場合は，事前に抜髄せずに移植を行う．その理由として，移植後の歯内療法が部位的に容易になること（とくに智歯を前方へ移植した場合），また抜歯時の歯冠・歯根破折のトラブルが少ないことが挙げられる．移植歯が根未完成歯の場合，歯内療法が不要なこともある．
　無髄歯の場合は，後述する炎症性吸収に迅速に対応するため，術前に根管充填材を除去して水酸化カルシウム製剤を貼薬した状態で移植を行う．移植歯として望ましいとは

言えないが，根尖病変がある歯を用いる場合は，術前に根管治療を行い病変が消失（または縮小）してから移植を行う．根管治療が奏功しない場合は例外として根管充填を行い，移植時に歯根端切除術と逆根管充填を併用する．事前に根管充填を行う理由は，逆根管充填をより確実なものにするためだが，炎症性吸収を生じた場合，対応がほぼ不可能になるため，術前に自家歯牙移植術を行うかどうかを十分に検討する．

(4) 移植床の形成

抜歯後，移植歯の歯根頬舌径・歯根近遠心径・歯根長・歯根形態・歯根膜の状態を再確認する．次に移植床の形成を生理食塩水の注水下で，外科用のラウンドバーを用いエンジンの回転数を 2,000〜6,000rpm，またはインプラントドリルを用い，移植歯よりやや大きめに移植床を形成する．明視野が得られない場合は，メスを用いて隣在歯の歯肉溝に切開を入れ，歯肉弁を剥離，翻転する．

移植当日に受容側の歯を抜歯する場合，抜歯窩の歯根膜は必要以上に掻爬しない．ただし歯周ポケットや根尖病変が存在した場合は，歯周ポケット上皮や根尖病変部の肉芽組織を徹底的に掻爬する．また，歯槽中隔が残存している場合は破骨鉗子やバーを用いて除去する（図3c）．

(5) 移植歯の試適，植立

次に移植床に移植歯の試適を行う．無理に圧入すると歯根膜を損傷してしまう可能性があるため，所定の位置まで植立できない場合は移植床の再形成を行い，スムーズに植立できるようにする．移植歯の位置づけは生物学的幅径を考慮し，約1〜2mmの健常な歯根膜が歯槽骨頂から存在する位置を目安とする（図5）．

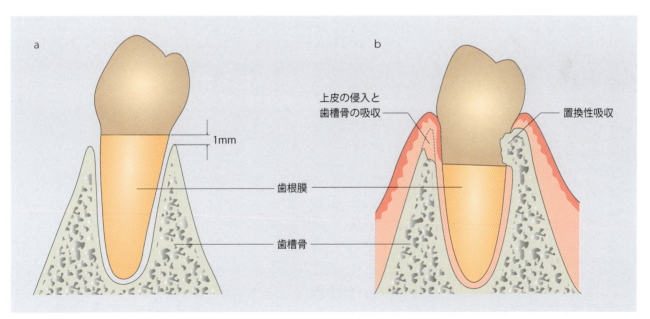

図5 移植歯の位置づけ（文献4をもとに作成）
a：理想的な位置づけ．生物学的幅径を考慮し，歯槽骨縁上に約1〜2mm歯根膜の幅が露出するように位置づけなければいけない
b：不適切な位置づけ．エナメル質や歯根膜の付着が存在しない部位を歯槽骨縁下に深く位置づけてしまうと，上皮の侵入や歯槽骨の吸収（歯周炎と類似した症状），あるいは歯根吸収などが生じる場合があるので，注意が必要である

移植歯の試適や植立時には，鉗子を用い移植歯を落下させないようにしっかり把持する．鉗子で把持する際は歯根膜の付着部位を把持しないようにする．

（6）移植歯の縫合，固定

植立後，縫合を行ったあと固定するが，固定は縫合糸のみか，またはワイヤーと接着性レジンを併用する（図3d,e）．移植歯の四隅にきざみを入れておくと縫合糸での固定がより確実なものになる．移植歯周囲を隙間なく歯肉弁で封鎖できるかが，自家歯牙移植術を行ううえで最も重要なポイントである[7]．

封鎖するための歯肉弁が不足している場合は有茎弁移植を行う．図3の症例は遠心の歯肉弁が不足していたので，口蓋側から90°翻転して有茎弁移植を行っている（図3d〜g）．

縫合は近遠心の歯間部に単純縫合，そして移植歯にはクロスマット縫合を2回行い，十字縫合とした．移植歯の固定と歯肉弁が移植歯に密着するように行う（図6）．外科的整直，外科的挺出も基本的な術式は自家歯牙移植術と同様である．

2）再植術

（1）再植歯の根管治療

再植予定歯は可能なかぎり根管充填を行い，再植する．根管治療を行うことができない歯に対しては，上述のかぎりではない（たとえば太いポストコアが装着されており，除去が不可能な場合など）．

自家歯牙移植の場合とは異なり，再植術の場合は根尖部に異常を伴っている．そのため，一定の確率で生じる炎症性吸収への対応を考慮することより，逆根管充填をより確実にすることを優先的に考え，根管充填を事前に行う．

（2）再植歯の抜歯

局所麻酔は，歯根膜に損傷を与える可能性がある歯根膜内注射は避ける．歯肉溝内にメスで切開を加え，明視野が得られない場合は隣在歯まで切開を延ばし，歯肉弁を剥離，翻転する．その後，抜歯鉗子で慎重に抜歯を行う．どうしても挺子が必要な場合（残根など）は，できるだけ尖端が薄く幅の狭い挺子を用い，慎重に脱臼させる．

適切な根管充填ができない，または根尖病変のある歯などは，必要に応じて歯根端切除術（根尖孔付近を3mm切除する）と逆根管充填を口腔外で行う．

（3）抜歯窩の掻爬

抜歯窩の掻爬は根尖部に病変が存在する場合，鋭匙やラウンドバーを用いて特に十分に行う．口腔外での再植歯の処置に時間がかかる場合は，抜歯窩を唾液から保護するため，生理食塩水を浸した滅菌したガーゼなどで塞いでおくことも重要である．

（4）再植歯の植立

抜歯した歯を元の歯槽窩に戻し，再植立後は自家歯牙移植に準ずる．歯槽窩に戻す際に，強い抵抗がある場合は歯槽中隔や根尖部の壁をやや削合することで歯根膜の損傷を避けることができる．

図6　縫合

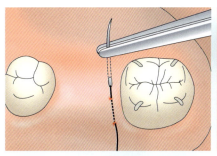
a：近心に単純縫合

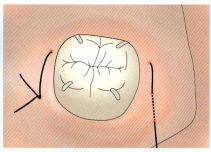
b：遠心に単純縫合

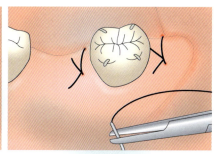
c：移植歯の固定開始

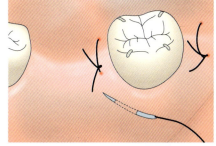
d：頬側からクロスマットレス縫合

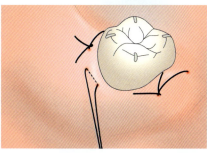
e：頬側面観

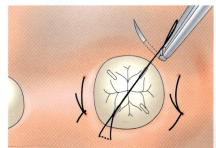
f,g：対角線上の舌側へ

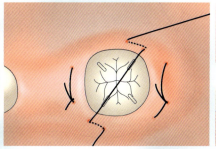

h：一度結紮

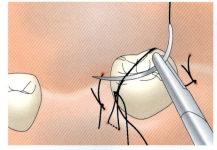
i：結紮した部分に2回縫合糸を通す

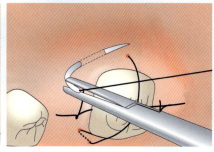
j：舌側からクロスマットレス縫合

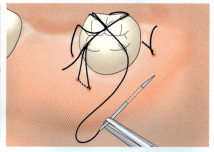
k：頬側へ

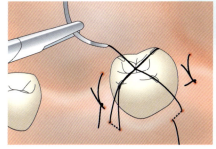

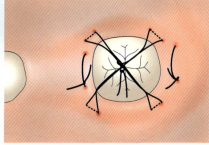

l：結紮した部分に2回縫合糸を通す
m：最初の刺入点の縫合糸と結紮する．クロスマットレス縫合を2回行い，十字縫合とした．結紮した部分はスーパーボンドで固定

（松井宏榮先生の臨床基本ゼミ配付資料をもとに作成）

Chapter 11

手術解剖

　本術式で損傷する可能性のある解剖学的構造物は，上顎では上顎洞，下顎では舌神経，オトガイ神経，下歯槽神経，下歯槽動脈，オトガイ下動脈，舌下動脈である．

1）上顎

　受容側を形成する際に上顎洞を穿孔してしまう恐れがある．術前に上顎洞までの距離を三次元的にしっかりと把握しておき，移植歯のほうが大きい場合は上顎洞底挙上術（ソケットリフト）を併用する必要がある（図7）[4]．

図7 ソケットリフトを併用した自家歯牙移植術

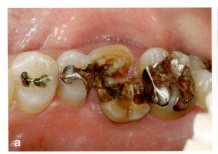
a：⌞6 は歯根破折のため抜歯と診断

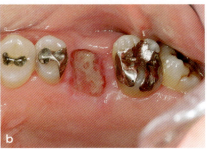
b：抜歯後2週間

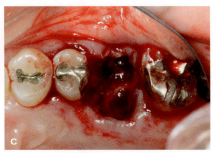
c：歯肉弁を翻転

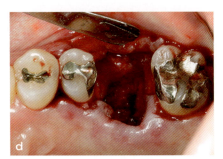
d：ソケットリフト後

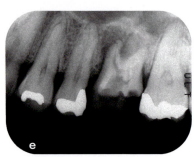
e：⌞6 抜歯直前

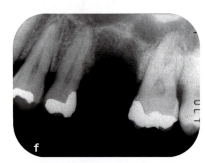
f：抜歯後2週間

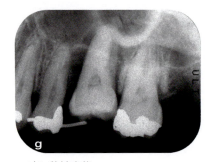
g：⌞8 移植直後

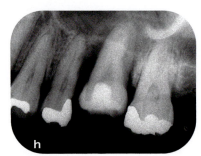
h：移植後3カ月

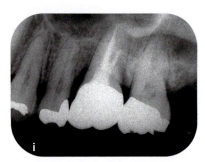
i：移植後6カ月（補綴処置終了時）

128

2）下顎

移植歯に下顎の智歯を用いる場合，遠心切開や，歯冠分割をするときには舌側の舌神経に注意が必要である．受容側を形成する際には下方にある下歯槽神経・下歯槽動脈，舌側皮質骨穿孔によるオトガイ下動脈，舌下動脈に注意を要する．

術後管理

1）自家歯牙移植術
（1）根完成歯

通常，抜糸は1～2週間，固定は1～2カ月で除去する．術後2～3週に根管治療を開始し，水酸化カルシウム製剤を貼薬する（図8）．3～6カ月貼薬し，問題がない

図8　自家歯牙移植術の術後管理

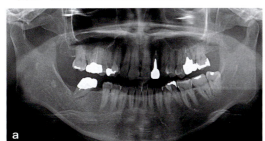

a：初診時パノラマX線写真

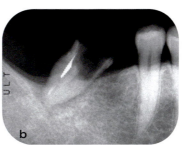

b：クラウン除去時．7┘は歯肉縁下齲蝕のため抜歯と診断

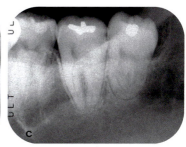

c：対側の非機能歯である┌8を移植することとした

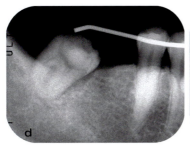

d：移植直後．歯槽骨の状態から抜歯窩に沿って傾斜して位置づけた

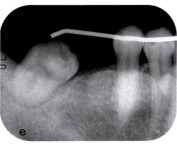

e：移植後3週後．水酸化カルシウム製剤を貼薬を開始する

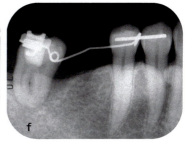

f：移植後5カ月．歯軸の改善のため部分矯正を行った

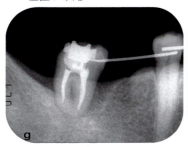

g：移植後6カ月で根管充填を行った（矯正後の保定中）

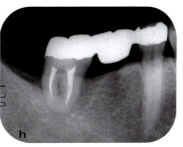

h：補綴処置終了時（移植後7カ月）

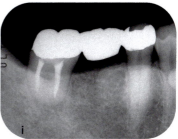

i：補綴処置後12カ月（移植後19カ月）

ことを確認する．受容側の骨幅が不足している場合は，可能な角度で植立後，部分矯正により整直し対応する場合もある[5]（図 8f）．

その後，根管充填と補綴処置に進む（図 8g,h）．術後は定期的（約 6 カ月）に X 線写真検査を行い，外部吸収などが起こっていないかを確認する（図 8i）．吸収が起こっていた場合は，再度水酸化カルシウム製剤を貼薬し，再補綴処置を行うことも考慮する．

（2）根未完成歯

移植後に歯髄の治癒と歯根発育が期待できる．Moorrees ら[8]の歯根発育段階の Root length complete（Rc；歯根は形成されているが根尖孔は広く開口している状態，図 9）までは歯髄の治癒が起こる可能性が高く，根尖孔の直径が 1mm 以上あれば平均約 94％の確率で歯髄の治癒が期待できると報告されている[9]．移植後に歯根発育が停止してしまう場合もあるので，歯根長の発育が 2/3 程度の時期に移植を行うことが推

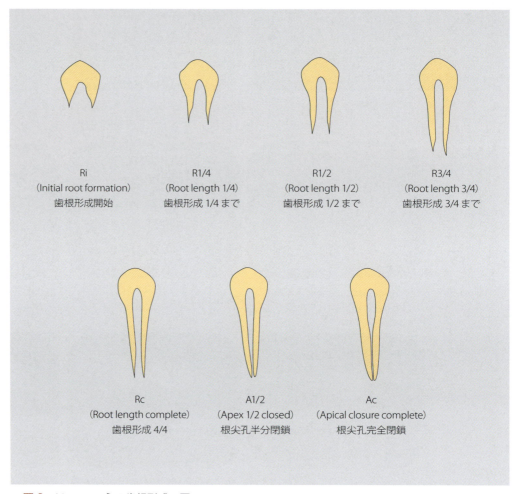

図 9　Moorrees らの歯根形成の図

図10 根未完成歯の自家歯牙移植術

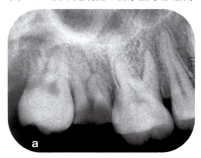
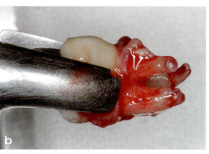
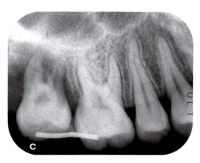

a：7⏌は保存困難と診断．8⏌の根尖孔は開口している

b：8⏌の根尖には歯小囊と考えられる組織の存在が確認できる

c：移植直後

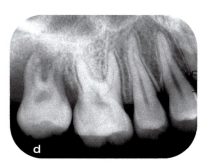
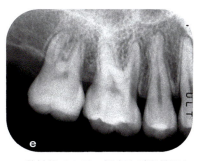
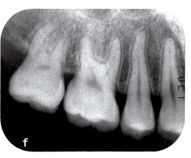

d：移植後2カ月

e：移植後6カ月．根尖孔が閉鎖傾向にある

f：移植後12カ月．根尖孔の閉鎖，根管部歯髄腔の消失，歯冠部歯髄の部分的消失を認める

奨されている[5]．

　移植後に歯髄の治癒が得られなかった場合は，根完成歯と同様の根管治療を開始する．歯髄治癒と壊死の鑑別診断はX線写真と歯髄診断器で約2週間ごとに行う．歯髄治癒が生じた場合では，移植後約8週間後のX線写真から歯髄腔の閉鎖（pulp canal obliteration；PCO）が観察される（図10）．歯髄診断器での知覚反応は6カ月以内に90％生じるとされている[10]．

2）再植歯

　固定は約1カ月で除去し（再植歯と歯槽窩との適合が自家歯牙移植よりも良いため，固定は短くなる），その後の術式は自家歯牙移植術に準ずる．

成功の判断基準[2]

1）X線所見
- 正常な幅の歯根膜腔と歯槽硬線が観察できる
- 進行性の歯根吸収が認められない

2）口腔内所見

・歯の動揺度や打診音が正常
・歯肉の炎症や付着の喪失がない
・不快な自覚症状がなく，歯の機能が正常

術後のトラブル

1）歯根吸収

　歯根膜とセメント質に損傷が加わった場合に起こることが多い．損傷後の歯根吸収がセメント質に限局した場合は表面吸収が起こる．損傷が象牙質まで及び象牙細管が露出し，象牙細管内に感染がある場合は，破骨細胞の活性化により，炎症性吸収が生じる．
　一方で，感染がない場合は骨細胞の影響で置換性吸収が生じるとされている．

（1）表面吸収

　マクロファージや破骨細胞によってセメント質部が吸収される場合に生じる．移植歯だけでなく，矯正治療中の歯や咬合性外傷の存在する歯にも生じるため，問題が生じることはない．

（2）炎症性吸収

　4～8週の間に生じやすく[11]，1日あたり0.01mmのスピードで吸収が進行すると報告されている[12]．
　【対策】水酸化カルシウムを貼薬することで，破骨細胞由来の酸性ホスファターゼ活性に対するアルカリホスファターゼの活性を高める[4]．

（3）置換性吸収（アンキローシス）

　8週～1年の間に生じやすいことが報告されている[11]．
　【対策】まずは積極的に咬合させ，患者自身に指で1日3回，1ヵ月間，1回につき1分ずつ歯を揺らすようにさせる[13]．改善しない場合は矯正的挺出または鉗子による脱臼を考慮する[4]．

2）付着の部分的非獲得

　深い歯周ポケットの持続と歯槽骨吸収が生じる．原因としては歯周病に罹患した歯を深く移植した場合や，ポケット上皮の残った抜歯窩へ移植が行われた場合，固定用材料の流入が考えられる．
　【対策】通常の歯周治療を行う．

3）歯槽骨の欠損の持続と治癒の遅延

　移植歯と受容側との著しい不適合により生じる．
　【対策】対合歯とのクリアランスを確保しながら，長期の固定を行う．それと同時にプラークコントロールを徹底する．

謝辞

執筆に際し，常日頃よりご指導いただいている斎田寛之先生，杵淵洋一先生，また資料作成にご協力いただいた佐々木直樹先生，武田浩平先生に深く感謝申し上げます．

文献

1) 中村　進ほか．歯牙再植・移植の臨床的研究．日口外会誌．1980；26(4)：982-990．
2) 月星光博．自家歯牙移植〈増補新版〉．クインテッセンス出版，2014．
3) Grossman LI. Intentional replantation of teeth. J Am Dent Assoc. 1966; 72(5): 1111-1118.
4) 下地　勲．入門・自家歯牙移植－理論と臨床－．永末書店，1995．
5) 下地　勲編著．歯の移植・再植　これから始めるために．医歯薬出版，2016．
6) 押見　一．自家歯牙移植における「根回しジグリング」と「歯肉えりまき」．日本歯科評論．1993；(607)：65-74．
7) Tsukiboshi M. Autotransplantation of teeth: requirements for predictable success. Dent Traumatol. 2002; 18(4): 157-180.
8) Moorrees CF, et al. Age variation of formation stages for ten permanent teeth. J Dent Res. 1963; 42: 1490-1502.
9) Andreasen JO, et al. A long-term study of 370 autotransplanted premolars. Part II. Tooth survival and pulp healing subsequent to transplantation. Eur J Orthod. 1990; 12(1): 14-24.
10) Kling M, et al. Rate and predictability of pulp revascularization in therapeutically reimplanted permanent incisors. Endod Dent Traumatol. 1986; 2(3): 83-89.
11) Andreasen JO. A time-related study of periodontal healing and root resorption activity after replantation of mature permanent incisors in monkeys. Swed Dent J. 1980; 4(3): 101-110.
12) Andreasen JO. The effect of pulp extirpation or root canal treatment on periodontal healing after replantation of permanent incisors in monkeys. J Endod. 1981; 7(6): 245-252.
13) Andreasen JO. Atlas of replantation of teeth．Mediglobe，1991．

Chapter 12
完全脱臼永久歯の再植

岩永　譲，白本幸士，松下祐樹

Point

☑完全脱臼歯の再植において最も重要なことは，再植までのスピード，歯根膜の取り扱い方，そして患者および保護者へのインフォームドコンセントである．

☑完全脱臼歯の再植における治療目標と治療方法は，歯根膜乾燥時間が60分を超えたか否かにより決定する．

☑完全脱臼歯の再植における理想のゴールは治癒であり，妥協点としてのゴールはアンキローシスである．

☑水道水や蒸留水などの生理活性のない水やアルコールで脱臼歯を洗浄，保存することは禁忌である．

概要

　口腔顎顔面外傷は，骨折，軟部組織損傷，顎関節脱臼，歯槽骨骨折，歯の脱臼，破折などさまざまである．本章では，歯科医療全体を通しても数少ない緊急性を要する処置のなかで，一般開業医が真っ先に診療するべき歯の完全脱臼と再植について述べる．原則的には2012年に発表されたInternational Association of Dental Traumatology（IADT；国際外傷歯学会）[1]および日本外傷歯学会（JADT）の推奨するガイドライン[2]に則って診断，治療，経過観察を行う．

　歯の外傷のなかで，永久歯の完全脱臼（脱離）は0.5〜3.0%[3,4]にみられるが，脱臼した時点での歯や歯周組織の状態（齲蝕や歯周炎）により再植の予後は左右されるため，すべての歯において予後が見込めるわけではないことを理解する必要がある．また多くの場合，受傷者は未成年であるため，受傷者本人だけではなく保護者に対しても生活指導から予後についてまで説明を行ったうえで同意を得ることが，後々のトラブルを避ける意味でも非常に重要である．

定義

　歯槽からの歯の完全な脱離（そのため「脱離」とも呼ぶこともある）．

表1 外傷歯の保存液，保存可能時間（文献5および6をもとに作成）

保存液の種類	保存可能時間	準備
移植臓器輸送用溶液	48時間以上	困難
歯牙保存液（ネオ）	24〜48時間	可能
牛乳（ロングライフミルクや低脂肪乳は除く）	12〜24時間	簡単
生理的食塩水	1〜2時間	簡単

受傷直後の応急処置

① 歯冠をつまんで拾い上げる．
② 牛乳やその他の保存液で歯科医院へ急いで向かう．可能であれば患者自身の口腔前庭や舌下部に入れてもらうこともできるが，飲み込む危険性がない年齢にかぎる．
※水道水や蒸留水などの生理活性のない水やアルコールには決して保存してはいけない．保存液については**表1**[5,6]に示す．
③ ガーゼなどを咬み止血しながら，急いで歯科医院へ向かう．
※IADTのガイドラインでは脱臼直後の歯科医療従事者以外による再植についても詳細に記載しているが，JADTのガイドラインではそのことにはほぼ言及していないことや，感染や歯根膜の必要以上の損傷の可能性，現在までの本邦における知識の普及状況などを考慮に入れると，歯科医院に向かうまでの時間はとにかく保存液（前述）に入れることを第一選択にしてよいと筆者は考える．

術前評価

完全脱臼歯の処置方法は，後継歯の有無（永久歯 or 乳歯），歯根の状態（根完成歯 or 根未完成歯）および歯根膜の状態で決まる．

永久歯や後継永久歯のない乳歯は再植し，後継永久歯がある場合は原則として再植の適応とならない．根完成歯が完全脱臼した場合，98％が失活するとされる[1]．そのほとんどが根管治療の適応となる．一方，根未完成歯では血流の再開が見込める可能性があり（revascularization），30〜40％で歯髄の生着が報告されている[1]．

歯根膜の状態は口腔外での乾燥時間（脱臼してから再植するまで，もしくは保存液に入れるまでの時間）により判断する．目安は60分である．そのため可能なかぎり迅速に，受傷者や保護者から問診により受傷時刻（脱臼した時刻）を聴取することがきわめて重要である．口腔外乾燥時間ごとの歯根膜の状態は，以下のように分類される．

・脱臼直後…歯根膜細胞がほぼ生存している
・口腔外乾燥時間60分未満…歯根膜細胞が部分的に生存/失活している
・口腔外乾燥時間60分以上…歯根膜細胞が失活している

遅延した再植の最終目標は，機能，審美を考慮した歯の保存および歯槽骨レベルの維

持のためのアンキローシスだが，長期的な予後が見込めず徐々に骨置換性歯根吸収が進行し，やがて脱落する．歯槽骨骨折，歯根破折，感染や重度歯周炎などの要因が重なると当然予後は不良であり，また臨機応変な術者の判断が重要となる．

術式

一般的には局所麻酔下で行われるが，全身疾患を有している場合などは，必要に応じて医科との連携が必須である．

【使用器具】
- 保存液（ティースキーパー「ネオ」®）
- 生理食塩水（洗浄用）
- 持針器
- 縫合糸（細すぎない4-0などのシルクまたはナイロン糸）
- ワイヤー（歯槽骨骨折を伴うなど，必要な場合はφ0.7mm以上が推奨[5]される）
- 矯正用エラストメリックチェーン
- 接着性レジン（スーパーボンド®など）

1）再植術

（1）脱離歯の処理

脱離した歯の状態を確認し，再植までの間に少しでも乾燥を防ぐために保存液の中（もしくは保存液で湿らせたガーゼ）に入れておく．汚染されていたら生理食塩水やその他の保存液で丁寧に洗浄する．

歯の脱臼が起こった際にすぐ再植ができない場合，使用すべき保存液は表1の通りであり，特に生理食塩水や牛乳は一般家庭や学校でも準備が可能であるため，1種類でよいので常備すべきである．また，歯科医院でも保存液（図1）は安価なため常備することが望ましい．また，ラップに包むことで乾燥を遅らせることができる．水道水や蒸留水などの生理活性のない水やアルコールには決して保存してはいけない．かえって歯根膜細胞の失活を招き，乾燥状態と変わらない結果となる．

（2）歯根膜の処理

原則的には歯根膜は可能なかぎり丁寧に温存する．IADTのガイドラインに従うと口

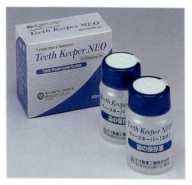

図1　歯の保存液（ティースキーパー「ネオ」®）

表2 外傷歯の固定法の満たすべき要件（文献2をもとに作成）

□ 矯正力ではなく，受動的な力が作用する
□ 生理的な動揺を許容する
□ 軟組織に為害性がない
□ 咬合に影響を与えない
□ 歯内療法が行える
□ 清掃性が良い
□ 除去が簡単である

腔外での乾燥時間が60分を超えた場合，賛否両論あるが，歯根膜の除去を行う場合もある．臨床的に明らかな歯根膜の失活が考えられる場合にかぎっては，筆者もガーゼによる歯根膜の除去を行っている．また，その場合，根管治療は再植より先に行ってもよいとされる．しかし，臨床で遭遇する多くはどちらか判断に困るケースであるため，筆者が経験した臨床例を後述する．

（3）脱臼歯の歯根破折および歯槽骨，顎骨骨折の有無の確認

脱臼歯の歯根破折がないか，またソケット内に破折歯根の一部が残存していないか．この際，可能であれば拡大鏡や歯科用マイクロスコープを用いることで，ソケット内の状態（骨折線の有無，残存歯根など）を確認しやすい．

（4）再植

歯槽窩に圧をかけないようにそっと歯を再植する．圧をかけすぎたり，ソケットに強く干渉したりすると，その部位の歯根膜が挫滅し壊死に陥る可能性がある．

（5）再植の確認

患者本人や保護者に，以前と同様の位置に再植できているか直接確認してもらう．必ず固定前にデンタルX線写真などで元の位置に再植できたか確認を行う．

（6）固定

隣在歯とのflexibleな固定（生理的動揺が許容される固定）を，ワイヤーや接着性レジン（スーパーボンド®）を用いて10日〜2週間行う．過去にはrigidな固定法（生理的動揺まで抑えてしまうほどの強固な固定）が推奨されていた時代もあったが，近年では重篤な歯槽骨折を伴う症例や歯根破折症例以外はsemi rigid（flexibleとrigidの中間の強度の固定）やflexibleな固定で十分とされる．

また，シーネやワイヤー結紮などの強固すぎる固定はアンキローシスを起こすとする報告もあるが，一方，機能時にはわずかに動揺があり，固定によるアンキローシスの心配はないとする意見もある[5]．固定方法はスーパーボンド®，矯正用エラストメリックチェーン，コンポジットレジンなどさまざまな方法があるが，特にこれでなければいけないという根拠はない．固定法の要件を表2に示す．

2）術後管理

（1）歯髄処置

術後10日〜2週間で歯髄処置を開始する（固定除去前）．根未完成歯の場合，前

述のように revascularizaton が見込めるため，歯髄壊死の兆候が現れたら歯髄処置を開始する．1 カ月間水酸化カルシウム製剤で貼薬を行った後での根管充填が推奨される[1]．

（2）経過観察期間

本人と保護者に対し，経過観察の重要性（1,2,3,6,12 カ月後，3〜4 年後まで可能なかぎり）について説明を行う．また，固定除去時の動揺度や画像検査で評価を行う．生理的動揺以上の動揺が認められる場合は 1 週間後に再診を指示し，動揺度や画像検査で評価を行う．正常な治癒であれば動揺が強くなることはない．

（3）生活指導（スポーツ，食事）

スポーツは種目や受傷程度にもよるが，早くとも固定を除去するまでは許可するべきではない．食事についても同様で，固定を除去するまでは力をかけないよう，固定部位ではできるだけ咬まないよう指導が必要である．

（4）再植歯の予後の症状

上記の手順で再植を行っても，必ずしも成功ばかりとはかぎらないが，成功の判定を行うための基準を示す[1]．

① 成功した場合の X 線所見
・移植歯の全周でほぼ正常な幅の歯根膜腔や白線が観察できる
・進行性の歯根吸収（内部吸収，外部吸収）が認められない

② 成功した場合の臨床所見
・動揺度，打診音が正常である
・付着の喪失がない
・不快な自覚症状がない
・歯牙の機能が正常に発揮されている

どれか 1 つでも欠くことが失敗というわけではなく，臨床症状と併せたうえでの判定となる．

臨床例

1）臨床例①

患者は 19 歳，女性．自動車との接触事故により 1| を完全脱臼し，その 3 時間後に受診した（図 2a）．脱臼歯は根完成歯であった．

受傷後約 3 時間経過していたため歯根膜細胞の失活が進行し（完全な失活ではない），根完成歯の脱臼のため歯髄は失活していると予想された．わずかでも歯根膜の活性が残存している可能性があり，また歯根膜の除去も必須ではないため，歯根膜の除去は行わなかった．

デンタル X 線写真（図 2b），パノラマ X 線写真で骨折などがないことを確認し，生理食塩水で十分に洗浄後，すみやかに再植しデンタル X 線写真で確認を行ったうえで隣在歯とスーパーボンド®で固定した（図 2c, d）．再植 2 週間後に固定を除去した（図 2e）．

再植 1 週間後で歯髄処置を開始し，1 カ月間水酸化カルシウム製剤の貼薬を行った後に根管充填を行った（図 2f）．その結果，再植後 4 カ月経過した時点でアンキローシ

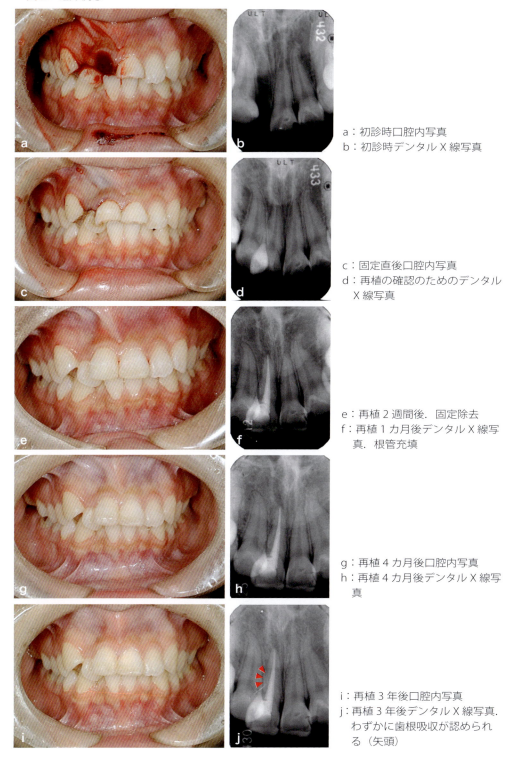

図2 臨床例①

a：初診時口腔内写真
b：初診時デンタルX線写真
c：固定直後口腔内写真
d：再植の確認のためのデンタルX線写真
e：再植2週間後．固定除去
f：再植1カ月後デンタルX線写真．根管充填
g：再植4カ月後口腔内写真
h：再植4カ月後デンタルX線写真
i：再植3年後口腔内写真
j：再植3年後デンタルX線写真．わずかに歯根吸収が認められる（矢頭）

スと思われる症状（打診に対する金属音，生理的動揺の消失）が出現した（図2g, h）．

再植後3年経過した現在，上記症状以外にX線における歯槽硬線の不明瞭化，歯根遠心の骨置換性歯根吸収が疑われるが，自覚症状，生理的動揺もなく経過している（図2i, j）．

2）臨床例②

患者は32歳，男性（精神発達遅滞，慢性腎不全で血液透析）．自宅での転倒により1|を完全脱臼し，15時間後に受診した（図3a）．脱臼歯は失活歯であった．

受傷後約15時間経過し完全に乾燥していたため，歯根膜細胞の活性は完全に失われていると考えられた（図3b, c）．デンタルX線写真（図3d）およびパノラマX線写真で骨折などがないことを確認した．デンタルX線写真の所見から，脱臼した1|は遠心歯槽骨の吸収が著明であった．ここで，妥協点としてのゴールであるアンキローシスを目指して，生理食塩水で湿らせたガーゼを用いて可及的に歯根膜の除去を行った．

再植しデンタルX線写真で確認を行ったうえで（図3e），歯間離開した両隣在歯とワイヤーおよびスーパーボンド®で固定（図3f）し，再植4週間後に固定を除去した（図

図3　臨床例②

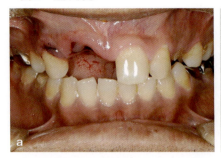
a：初診時口腔内写真

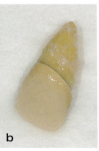
b：脱臼歯（唇側面観）

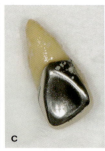
c：脱臼歯（口蓋側面観）

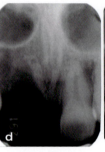
d：初診時デンタルX線写真

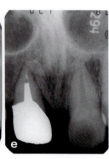
e：再植の確認のためのデンタルX線写真

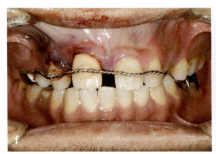
f：固定直後口腔内写真

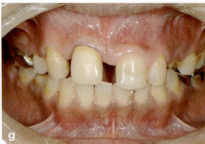
g：再植4週間後．固定除去

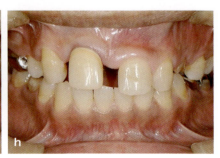
h：再植4カ月後口腔内写真

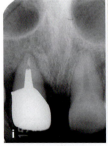
i：再植4カ月後デンタルX線写真

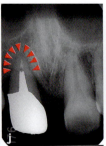
j：再植15カ月後デンタルX線写真．歯根膜腔の不明瞭化（矢頭）

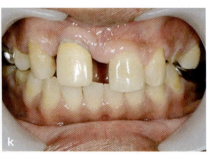
k：再植3年後口腔内写真

3g）ところ，わずかに動揺が残存していた（M1 程度）．再植後 4 カ月経過した時点でアンキローシスと思われる症状（打診に対する金属音，生理的動揺の消失）が出現した（図 3h, i）．再植後 15 カ月経過した段階で，上記症状以外に X 線における歯根膜の消失が疑われるが（図 3j），再植後 3 年経過した現在，自覚症状もなく生理的動揺もなく経過している（図 3k）．

まとめ

　臨床例に示したように，実際の臨床において 60 分経過した時点ではっきりと境界線を引くのは非常に難しい．それまでの乾燥状態や受傷現場の状況によっても異なる．アンキローシスが起こるかもしれないし，治癒するかもしれない．どのようなゴールを目指して治療に取り掛かるか，そしてある程度どちらにも対応できるよう説明を行ったうえで治療を進めていくことが非常に重要である．

　最後に，本邦における歯科的緊急処置に対する理解は普及しているとは言い難い．多くの受傷者は未成年であるため，早期再植による永久歯の生着の意義は，はかりしれない．われわれ歯科医師は幼稚園や学校，その他の関連する公的機関に対し，完全脱臼歯の応急処置に関する情報を，常に提供する努力をすべきである．

文献

1) Andersson L, et al. International Association of Dental Traumatology guidelines for the management of traumatic dental injuries: 2. Avulsion of permanent teeth. Dent Traumatol. 2012; 28(2): 88-96.
2) 日本外傷歯学会．歯の外傷治療ガイドライン．2012（http://www.ja-dt.org/file/guideline.pdf）
3) Glendor U, et al. Incidence of traumatic tooth injuries in children and adolescents in the county of Västmanland, Sweden. Swed Dent J. 1996; 20(1-2): 15-28.
4) Andreasen JO, Andreasen FM. Avulsions. In: Textbook and color atlas of traumatic injuries to the teeth, 4th ed. Andreasen JO, et al. eds. Wiley-Blackwell, 2007; 444-488.
5) 髙木裕三．外傷歯の標準治療および一般的な予後経過．日補綴歯会誌．2014；6(2)：119-124．
6) 村松健司．歯の外傷について．歯學．2010；98：21-25．

Chapter 13

膿瘍

飯田昌樹，喜久田翔伍，岩永　譲

Point

- ☑ 治療の基本は切開排膿と抗菌薬の投与である．
- ☑ 原理的に口腔内のどの部位にでも生じる可能性があるが，気道に影響を及ぼす可能性のある口腔底や下顎の膿瘍には注意が必要である．
- ☑ 粘膜や骨膜，筋などの層構造を理解し，神経・血管などの重要な解剖学的構造物を損傷しないことが重要である．
- ☑ 腫瘍性疾患が疑われる場合には，切開は禁忌である．

概要

　膿瘍とは，組織の内部に限局して生じる化膿性炎であり，集簇した好中球の崩壊に由来した分解酵素により組織が融解して生じた腔に，膿が貯留した状態を指す．口腔内に生じる膿瘍の多くは，根尖性歯周炎，辺縁性歯周炎，外傷や異物への感染など，原因となる感染巣が存在する．膿瘍が組織間隙に進展したものを蜂窩織炎というが，この場合は早急に専門医療機関の受診が必要である．

　糖尿病患者，小児や高齢者，悪性腫瘍の治療で免疫不全状態の患者などでは，急激に症状が悪化する可能性があるので注意が必要で，処置前に十分に問診する必要がある．

　治療の基本は，膿瘍切開によるドレナージと適切な抗菌薬の投与である．起炎菌の多くは嫌気性菌であるため，膿瘍腔を開放できれば早期に症状は改善するが，開放できない場合には重篤化する危険があるので早急に専門医療機関を受診させるべきである．口腔内の膿瘍はどの部位にでも生じる可能性があるが，舌根部，口腔底，下顎歯槽部内側に生じた膿瘍には特に注意が必要である．これらの部位から組織間隙に化膿性炎が進展した場合，重篤な頸部蜂窩織炎となり気道狭窄が生じたり，縦隔炎に進展したりする危険性がある．

　本章では一般開業医でもしばしば経験する，組織内に限局した（組織間隙に進展していない）比較的浅い口腔内膿瘍の切開について詳述する．

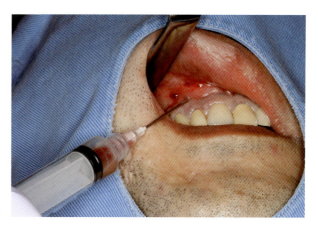

図1 試験穿刺

術前評価

診断が最も重要で，原因となった感染巣の特定，膿瘍切開の適否，および専門医療機関への紹介の必要性について検討する必要がある．

原因となる感染巣が明らかでない場合には，まれに悪性リンパ腫や小唾液腺腫瘍などの腫瘍性病変が，一見して膿瘍のように見える場合もあるので，やみくもに切開すべきではない．特に硬口蓋や歯槽部の病変は腫瘍と見分けがつきにくい場合があるので，注意が必要である．

原因となる感染巣が明らかであり，波動を触れる場合は膿瘍切開を行うが，どの層（粘膜，骨膜下，隙など）に膿瘍が存在するかを予測することが切開の深さの決定やリスク評価をするうえで非常に重要である．

波動を明らかには触れないが膿瘍形成が疑われる場合には，いきなり切開せずに試験穿刺を行う（図1）．膿瘍腔に向かってわずかに陰圧をかけて刺入し，膿汁が引ける場合には針をガイドに排膿路を作ればよい．膿汁が引けない場合には切開せず，抗菌薬を投与し，翌日に再評価を行う．

膿瘍と初期の蜂窩織炎との鑑別診断は臨床所見だけでは難しく，表在性膿瘍以外の化膿性炎については単純X線検査のみでは不十分であり，CT，MRI，超音波検査などが必要である．嚥下痛を訴える場合や，顎下部の腫脹や発赤を伴う場合には気道狭窄のリスクがあり，また，顔面や頸部の腫脹を伴う場合には蜂窩織炎の可能性がある．さらに，高熱を伴うなど全身状態の悪い患者，食事が摂れない患者，問題となる既往を有する患者なども，専門医療機関へ紹介すべきである．

術式

【使用器具】
・18G注射針，5mlシリンジ（試験穿刺用）

Chapter 13

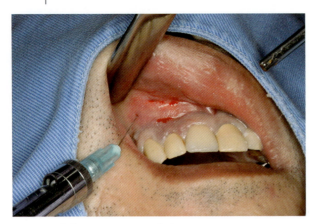

図2　膿瘍の周囲への局所麻酔

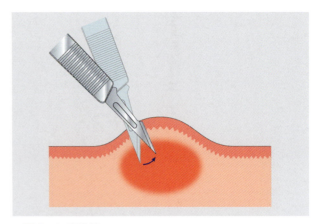

図3　切開排膿
　　　浅在性の膿瘍の場合はNo.11メスで反対向きに穿刺し，先端を持ち上げるように切開する

- No.11メスまたはNo.15メス
- 無鉤ピンセット
- 骨膜剥離子
- モスキート鉗子
- 生理食塩水，洗浄用シリンジ
- ドレーン（リボンガーゼ，ゴムドレーン，ペンローズドレーン）
- 持針器
- ドレーン固定用糸

1）局所麻酔

　炎症巣に麻酔薬を直接注入すると炎症を拡大させる危険があるため，原則的には膿瘍の周囲に麻酔薬を注射する（図2）．また，急性炎症部位では局所麻酔が奏効しにくく，患者の疼痛閾値も低下しているため，痛みによるストレスや恐怖心から迷走神経反射（気分不良，徐脈，冷汗，意識消失など）や過換気症候群（呼吸困難感，頻呼吸，手足のしびれなど）を引き起こす場合もあり，これらの可能性を念頭において処置を行う．

2）歯槽部，硬口蓋の膿瘍切開

　確実に膿瘍腔を開放できるように膿瘍の直上を切開する．切開が小さいと排膿が不十分となり，排膿路が早期に閉鎖してしまうため，ドレーンが無理なく留置できるよう最低でも10mm程度は切開する必要がある．

　歯槽部では咬合平面と平行に，硬口蓋では大口蓋神経および血管の走行と平行に切開線を設定し，骨に対して垂直に切開する．粘膜下膿瘍の場合はNo.11メスを外側に向けて膿瘍腔に刺入し，引き上げるように粘膜を切開すれば容易に排膿する（図3）．骨膜下膿瘍の場合にはNo.15メスで骨膜まで確実に切開することが重要である．切歯孔，大口蓋孔，オトガイ孔付近の膿瘍については，切開は粘膜のみとし，神経や血管を損傷

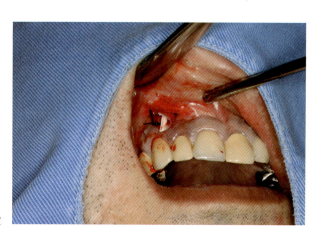

図4　ドレーンの固定

しないようにモスキート鉗子などで鈍的に膿瘍腔を開放する．

　膿瘍腔を開放できたら生理食塩水で洗浄し，膿瘍腔の中にドレーンを挿入し，脱落防止のために1～2カ所を縫合固定する（図4）．歯槽部の膿瘍では周囲組織に押されて排膿路が閉鎖する可能性が低いので，ガーゼドレーンやゴムドレーンでよい．

3）口腔底，頬部，舌の膿瘍切開

　口腔底，頬部，舌は骨の裏打ちがなく，神経や血管，唾液腺導管などの注意すべき解剖学的構造物が存在するため，膿瘍切開に際してはこれらを損傷しないよう注意が必要である．いずれの部位においても切開線は神経，血管，唾液腺導管と平行として，粘膜のみに留めて，膿瘍腔へはモスキート鉗子やペアン鉗子を用いて鈍的に到達する．

　膿瘍腔に鈍的に到達させる場合，粘膜切開部位が離れていると膿瘍腔を見失う場合があるので，可能なかぎり膿瘍の直上を切開する．鉗子の先端が膿瘍腔内に挿入されれば排膿を認めるので，ゆっくりと先端を開いて排膿路を確保する．周囲組織の腫脹で排膿路が閉塞してしまう場合があるので，ペンローズドレーンが望ましい．

手術解剖

　口腔内に形成される膿瘍の多くは，齲蝕（根尖性歯周炎）や辺縁性歯周炎などの歯性感染症（図5）に起因する．そのため炎症の波及経路の解剖学的構造を理解することが，原因の特定や治療をするうえで非常に重要である．また上述したように，解剖の層構造を理解する（粘膜下には何があるか，神経はどの層を走っているか，など）必要がある．

　炎症は骨組織，筋や靭帯などの組織を避け，筋の間隙やすう疎な結合組織に進展しやすいとされる．根尖性歯周炎の場合，原因歯根尖の位置によって炎症の波及しやすい部位が異なる．

Chapter 13

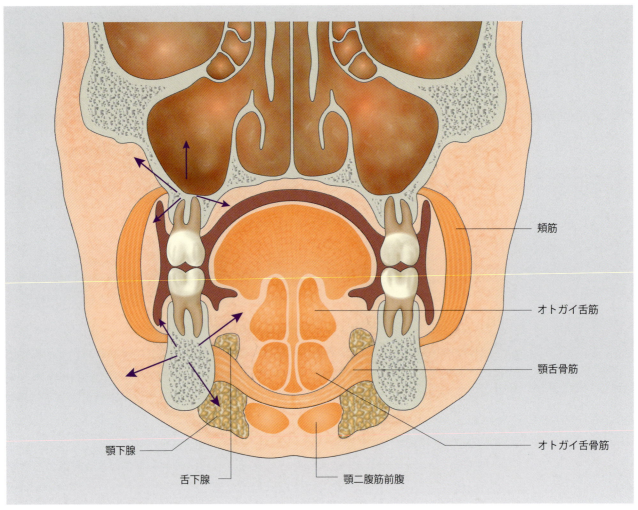

図5　歯性感染症の感染波及経路

　下顎の膿瘍形成は大きく頰側か舌側に分けられる．頰側ではそのほとんどが頰筋より深部側に膿瘍形成される（図6）．舌側では主に顎舌骨筋の付着部位によって膿瘍形成部位が異なる．顎舌骨筋は後方から前方に向かい，筋の付着部位が下顎骨の下縁に近づく．顎舌骨筋が下顎骨の低い位置に付着する部位では膿瘍の下方に筋による壁が存在し，舌側への膿瘍は口腔底（舌下隙）に広がりやすく（図7），逆に高い位置に付着する部位ではオトガイ下や顎下へ広がりやすく（図8），その場合は口腔外の切開が必要となるため専門機関への紹介をすべきである．

　また，舌下隙は顎舌骨筋後縁では顎下隙がつながり（図9），また後外側上方では翼突下顎隙と交通（図10）しているため後方での舌側の炎症は重篤化しやすい．しかし，舌下隙に進展した炎症は容易に顎舌骨筋を超え顎下隙に進展することもあるため[1]，口腔底の膿瘍形成でも注意を要する．

　口腔底の切開は舌神経，舌動脈，顎下腺管の走行に注意が必要だが，解剖学的に舌下ヒダ（小舌下腺管による粘膜の隆起）より外側は安全とされ，可能であれば口腔底の切開は舌下ヒダよりも外側に加えるべきである．

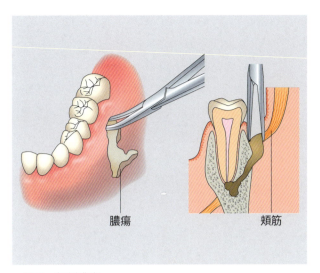

図6　頬側膿瘍

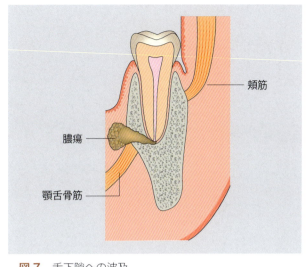

図7　舌下隙への波及

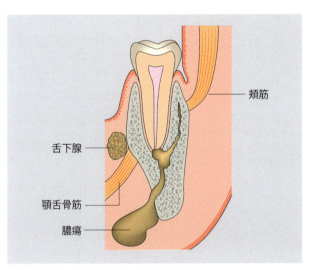

図8　オトガイ下や顎下への波及

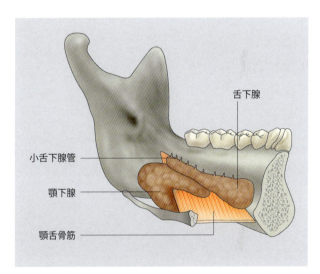

図9　舌下隙と顎下隙の交通

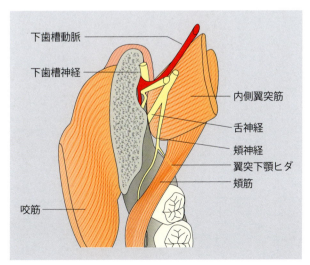

図10　翼突下顎隙との交通

Chapter 13

　上顎での膿瘍形成は下顎同様，頬側か口蓋側に分けられる．頬側ではそのほとんどが頬筋より深部に膿瘍形成される（図11）．また口蓋側では裏打ちする筋が存在せず，骨膜下膿瘍により骨膜が挙上されている場合，神経血管束も挙上されている（図12）と考えられるため，メスのみでの切開により排膿した場合，すでに神経血管束を損傷している可能性もある．大口蓋動静脈，神経の本幹が近接している可能性がある場合は，より一層注意深い（粘膜のみ）切開を行う必要があると考えられる．

　切開は粘膜割線（図13）[2)]に沿った切開線が望ましいが，それ以上に確実に排膿できることや，粘膜や骨膜などの層構造を理解し神経などの重要な解剖学的構造物を損傷しないようにすることに注意する．

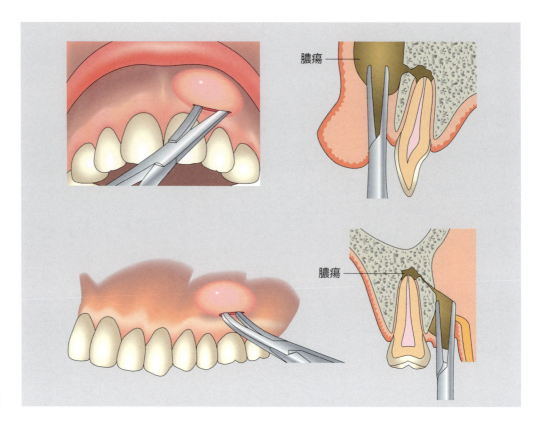

図11　上顎の膿瘍

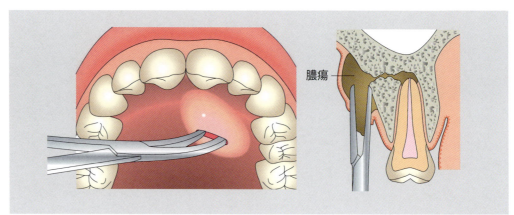

図12　口蓋の骨膜下膿瘍

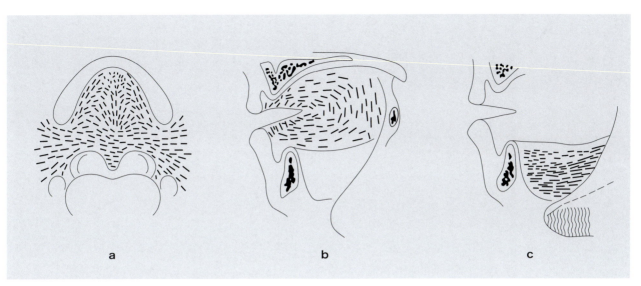

図13　粘膜割線（文献 2 をもとに作成）
　a：口蓋粘膜，b：頬粘膜，c：口腔底粘膜

術後管理

　通常は数日で排膿を認めなくなるが，それまではドレーンの留置が必要である．抜去の時期については，排膿の消失以外にも，発赤，腫脹，疼痛などの臨床症状が改善傾向であることが必要である．臨床症状が悪化している場合には，膿瘍が開放されていない可能性や蜂窩織炎に進展している可能性があるので，専門医療機関へ紹介すべきである．

　ドレーンの抜去が早すぎれば感染増悪の可能性が，遅すぎれば創傷治癒遅延が起こるので，ドレーン留置中は連日洗浄し，注意深く経過を見る必要がある．急性症状が制御できたら，すみやかに原因療法へ移行する．

文献

1) Ariji Y, et al. Odontogenic infection pathway to the submandibular space: imaging assessment. Int J Oral Maxillofac Surg. 2002; 31(2): 165-169.
2) 茂木克俊．口腔粘膜割線および皮膚割線の研究．日口腔科会誌．1979；28(4)：540-554．

Chapter 14
レーザー

福岡宏士, 竹内尚士

Point

- ☑ レーザーを用いた切開は, 縫合が不要であることが多い.
- ☑ 痂皮を形成させ外界からの刺激を遮断することで, 術後の疼痛が少なくなる. 創面はレーザー治療後に特有に認められるベラークと呼ばれる白い痂皮で覆われる. ベラークを温存すると治癒が促進されるため, 患者本人が除去しないよう指導を行う.
- ☑ 術後の瘢痕組織の形成や後戻りが少ない.
- ☑ 切除中に炭化層が厚く形成された場合, レーザー光が炭化層に吸収され組織が切除しづらくなるので, 湿らせたガーゼなどで炭化層を除去しながら照射すると, 円滑に切除できるようになる.
- ☑ 止血や血液凝固にレーザーを使用する際は, 皮下気腫や腐骨形成を防止するためにエアーをOFFにしたほうがよい.
- ☑ 各種レーザー装置の特性や波長の相違があるため, 効果的な照射方法, 照射条件および設定を模索する必要がある.

概要

　レーザーは組織表面吸収型と組織透過型の 2 種類に大別され, 歯科用レーザーの前者には主に CO_2 レーザーと Er:YAG レーザー, 後者には Nd:YAG レーザー, 半導体レーザーなどが含まれる[1~3]. また, レーザーの照射方法は高出力の照射 (High reactive Level Laser Therapy; HLLT) と低出力の照射 (Low reactive Level Laser Therapy; LLLT) に分けられる. HLLT はハードレーザーとも呼ばれ, 組織の蒸散や切開のほか, 創面表面に炭化層を形成し, 創傷部の保護作用があるとされ[1~8], 一方, LLLT はソフトレーザーとも呼ばれ, 光生物学的, 光化学的効果によって, 消炎, 疼痛緩和効果および創傷治癒促進効果が報告されている[1,2,4~6]. 温度による軟組織の影響として 37～60℃未満で温熱効果, 60～100℃未満でタンパク質の変性, 凝固, 組織の収縮, 止血効果, 100℃以上で組織の蒸散, 切除, 200℃以上で組織の炭化, 燃焼が起こるとされている[1~3]. 外科的処置では CO_2 レーザー照射 (ベルレーザー, タカラベルモント, 図1a) および半導体レーザー (オサダライトサージ3000, 長田電機工業, 図1b) が多用されている. ここでは本邦で最も普及している CO_2 レーザーの使用方法について述べる.

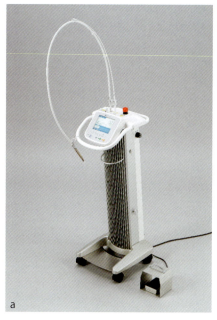
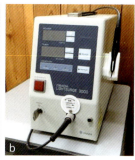

図1　レーザー機器
　　　a：CO_2レーザー（タカラベルモント）．b：半導体レーザー（長田電機工業）

術前評価

レーザーを用いて外科処置を行うメリットは，
① レーザーに麻酔効果があるため，浸潤麻酔の量が最小限で行えること
② 術後の縫合が不要であることが多く，チェアタイムの短縮をはかれるので，治療の協力が得られない小児や障害者などにおいても簡潔に行えること
③ 切開と同時に止血も行えるので出血量が少なく，血液凝固系の異常や糖尿病などの全身疾患を有する患者にも摘要できること
である[1]．

　また，レーザー治療を行ううえで注意すべき事項は，人工ペースメーカーなどの体内植込み式の医療機器を装着していないか，術部に組織の悪性所見がみられないか，の2点である．現在のところ，レーザーの種類によっては体内埋め込み式の機器に対して障害を及ぼさないものも確認されているが，念のため電気メスなどと同様に注意が必要である[1]．レーザー光の作用として細胞分裂を促す効果があるため，前癌病変など判断の難しい所見がみられるときは安易に照射するべきではない[1]．

切開

　出力（W），照射面積（cm^2），照射時間（s）による設定値や照射条件は，書籍や文献に記載してあるものを参考にしてもよいが，レーザーの波長や機器，操作性，歯肉の厚みや炎症の有無，線維質の組織か否かによっても切除効率は変化するので，術者の経験をもとに患者ごとに変更する必要がある．また，切除面に炭化層が多く形成された場

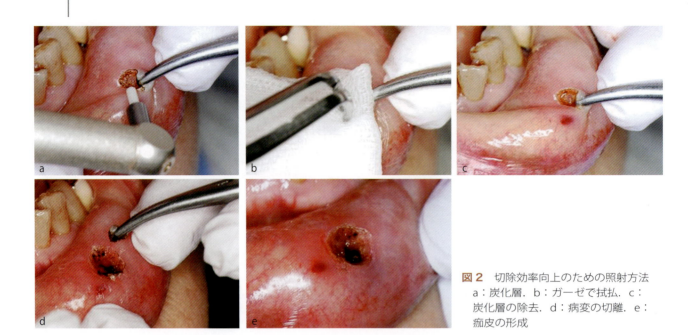

図2 切除効率向上のための照射方法
a：炭化層．b：ガーゼで拭払．c：炭化層の除去．d：病変の切離．e：痂皮の形成

合（図2a）はレーザーによる切開深度が浅くなる．その際は一度，湿らせたガーゼなどで払拭して炭化層を除去（図2b,c）したのち，再び乾燥させることで，レーザーによる切除を容易にすることができる[3]（図2d）．さらに切除面にレーザーを追加照射し，表層に痂皮を形成させる（図2e）ことで術後の疼痛などの不快症状の出現防止につながる．

レーザーを用いた切開を行った場合，後述の粘液嚢胞摘出や線維腫切除，小帯切除などでは縫合が不要であることが多い．しかしながら，創部の閉鎖が必要な歯根端切除や完全埋伏智歯抜歯などの粘膜切開においては，創部を緊密に縫合できるよう，メスによる切開を選択すべきである．

抜歯窩に対する止血・血液凝固

近年，抜歯直後の抜歯窩に対するレーザー照射が行われるようになった[1]（図3a,b）．この方法は抜歯窩の止血・血液凝固のみならず，抜歯創部の治癒期間の短縮を図りつつ，歯槽骨を可及的に温存する方法（ソケットプリザベーション）としても有用である[4〜6]．

抜歯窩に照射する場合は血餅に照射する方法が一般的であり（図3c），骨をさらに温存する目的で抜歯窩補填材やメンブレンの表層に照射する方法もある．通常の抜歯窩の治癒機転では抜歯窩中〜深層より新生骨の形成が開始されるが（図3d），一方で抜歯後にレーザーを照射し，血餅を保持することで抜歯窩浅層〜中層より新生骨が形成されるため（図3e），結果的に抜歯窩の陥凹や顎堤の吸収を防止することができる[4〜6]．

このとき，高出力のレーザーであるHLLTが骨に照射されると腐骨が形成されることがあるので注意を要する[1]．特にエアーをONのままで照射すると，抜歯窩内の血餅

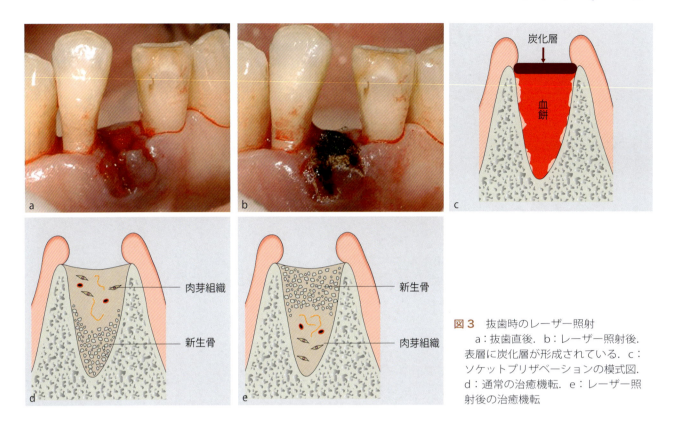

図3 抜歯時のレーザー照射
　a：抜歯直後．b：レーザー照射後．表層に炭化層が形成されている．c：ソケットプリザベーションの模式図．d：通常の治癒機転．e：レーザー照射後の治癒機転

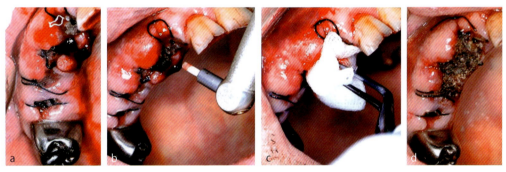

図4 止血困難時のレーザー照射
　a：抜歯窩より出血あり．b：レーザー照射．c：ガーゼにて圧迫．d：レーザーの追加照射．出血量が減少している

が除かれて骨露出部にレーザーが照射され，腐骨形成や皮下気腫を引き起こす可能性があるので，抜歯創部に照射する際はエアーを OFF にしたほうがよい．

図4は抗凝固薬服用中のため，抜歯後5日に後出血を引き起こした症例である．抜歯後出血が止まらない場合は（図4a），抜歯窩にレーザーを照射し炭化層を形成したのち（図4b），濡れたガーゼなどで圧迫する（図4c）．炭化層を重ねるように追加照射を行い，さらに濡れたガーゼなどで圧迫し，その処置を繰り返すことで徐々に出血量を減少し，止血が可能となる（図4d）．

また，重篤な全身疾患などで抜歯が容易に行えず，抜歯後に治癒遅延や後出血，感染のリスクが高い症例にしばしば遭遇する．糖尿病コントロール不良（HbA1c：10.8％）

Chapter 14

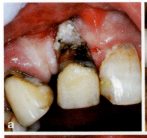
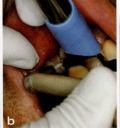
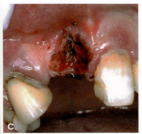
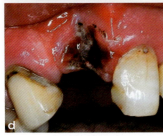
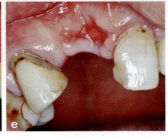

図5　重篤な全身疾患を有する患者の抜歯
　a：自然脱落しきれない動揺歯．b：レーザーにて歯周靭帯と不良肉芽を除去しながら抜歯．c：抜歯直後．d：術後1日．創面はベラークに覆われている．e：術後1週間．上皮化が進んでいる

患者の抜歯の一例を示す．1」の著しい動揺と咬合痛による摂食障害のため，抜歯を早期に行った症例である（**図5a**）．このような症例の抜歯を行う場合，動揺歯をピンセットなどで把持し，歯周靭帯をレーザーで切離しつつ不良肉芽を蒸散することで（**図5b**），ほとんど出血なく抜歯することが可能である（**図5c**）．術後1日でも特に後出血や感染もなく経過し（**図5d**），術後1週間でほぼ創面は治癒している（**図5e**）．

【照射条件】

HLLT：出力3W，照射時間約5分．on time 0.060S, off time 0.0050s の super pulse mode．

照射距離…照射野から約1mm離す

照射目的…一次創傷治癒に近づけ，血餅を安定させる．ソケットプリザベーション

外傷に対する止血・血液凝固

外傷は皮膚（もしくは粘膜）損傷の状態により開放性損傷と非開放性損傷に分類される．特に開放性損傷の処置においては，すみやかな洗浄，消毒および縫合を施行することが一般的であるが，近年では前述の処置にレーザーが併用されるようになってきた[7,8]．外科処置においてレーザーを応用した際の効果として，創部の治癒促進効果，肉芽組織の瘢痕化の抑制等の基礎的研究報告がある[7,8]．

実質欠損がなく縫合のみによる創部閉鎖が可能な症例では，死腔がなく一次創傷治癒の機転をたどるため，創部の瘢痕化もなく，自然と治癒することが多い[7,8]．しかしながら，受傷部に実質欠損が存在し縫合のみでは創部が閉鎖しない症例では，二次創傷治癒の機転をたどり創部が瘢痕化する[7,8]．

一般的には実質欠損が存在するときは，創面をデブリードマン後にメスにて整形およびナイロン糸などで縫合し，さらに死腔や感染の可能性があるときはドレナージを行う．上記の手技は高次医療機関での口腔外科専門医でなければ困難であるが，レーザー

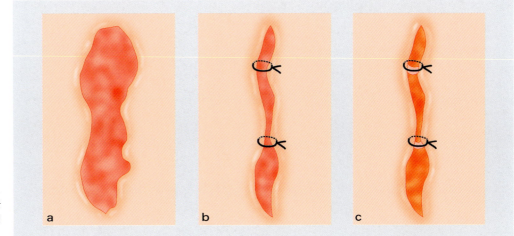

図6 実質欠損のある創面に対するレーザー照射
　a：いびつな創面．b：縫合にて創部を寄せる．c：縫合間にレーザー照射

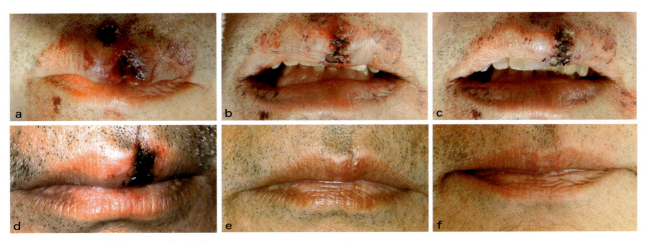

図7 上唇外傷に対するレーザー照射
　a：口唇から歯肉まで貫通した創面．b：実質欠損のため，縫合により創部を軽く寄せる．c：レーザー照射後．d：術後1日．表面は痂皮で覆われている．e：術後1カ月．赤唇の形態が保たれている．f：術後6カ月．瘢痕組織はほとんど認められない

を用いると専門的医療機関以外でも早急でかつ簡便に処置（図6）を行うことができる．

　図7は竹にて負傷し，受傷2時間後に受診した症例である．口唇から歯肉に至る貫通創を認め，赤唇に実質欠損が存在した．また，受傷後からの経過時間が長く，感染も疑われた．ナイロン糸ではレーザーの熱により焼灼されることがあるため，絹糸を用いて創面を近接させた（図7b）．次に，可及的に一次創傷治癒に近づけることを目的として，縫合部の間の血餅にレーザーを照射し，炭化層を形成させた（図7c）．術後1日目で自覚症状は食事時の接触痛のみであった（図7d）．消毒とLLLT照射を1週間単位で継続することで，術後1〜2週間で血餅と炭化層は痂皮に置換し，術後3週間で痂皮も自然脱落した．術後1カ月経過した段階で知覚障害や運動障害も認めず（図7e），現在，術後6カ月経過するが瘢痕形成はほとんど認められない（図7f）．

【照射条件】

HLLT：出力3W，照射時間約5分．on time 0.060S, off time 0.0050s の super pulse mode．

照射距離…照射野から約2〜3mm離す

照射目的…一次創傷治癒に近づける．炭化層（痂皮）を形成し，外界からの刺激を遮断する

2回目以降（LLLT）：出力3W，照射時間3分．BP mode（ベルモントパルスモード）．BP modeとはパルス幅を超短時間とし，照射の際のピークパワーを上昇させるという設定で低出力照射が可能なモードである．

照射距離…照射野から約2〜3mm離す

照射目的…治癒促進効果と瘢痕組織形成抑制効果

粘液嚢胞摘出術

図8は下口唇の粘液嚢胞によって腫脹と自壊を繰り返している症例である．粘液嚢胞を摘出する場合（図8a），口唇を翻転させ，嚢胞壁を破らないようにピンセットやモスキート鉗子などで嚢胞辺縁部を注意深く把持し（図8b），病変の基部よりレーザーにて切除する（図8c）．術直後の創部はタンパク質変性層と炭化層に覆われ（図8d），病巣部は一塊で摘出した（図8e）．術後1日ではベラークに覆われ（図8f），疼痛や腫脹もなかった．術後2週間では創部はほぼ治癒し（図8g），現在は再発もなく経過している．

【照射条件】

HLLT：出力3W，照射時間約30秒．on time 0.060S, off time 0.0050s の super pulse mode．

照射距離…照射野から約1mm離す

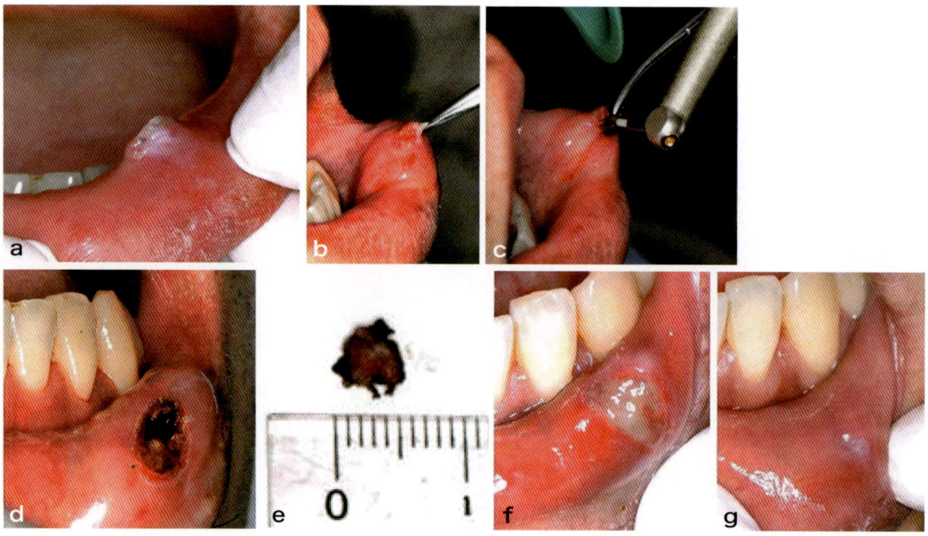

図8　粘液嚢胞摘出術
　a：下口唇に粘液嚢胞あり．b：モスキート鉗子にて把持する．c：基部よりレーザー照射．d：術直後．e：摘出物．f：術後1日．創面はベラークで覆われている．g：術後2週間．ほぼ治癒している

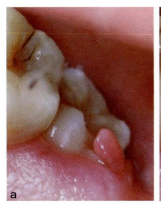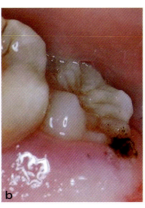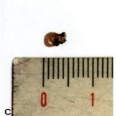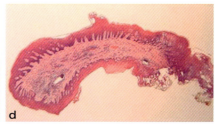

図9　線維腫の切除
　a：8|遠心口蓋側歯肉に線維腫を認める．b：レーザーにて切除．c：切除した組織．d：病理組織標本（H-E染色，×20）

線維腫の切除

　線維腫（図9a）などの腫瘍病変を切除する場合は，ピンセットやモスキート鉗子などで先端部を把持し，病変の基部よりレーザーにて切除する[3]．創面をレーザーにて蒸散することで，痂皮を形成させ，外界からの刺激を遮断することが可能となる[1〜3]（図9b）．摘出物（図9c）は基部より切除することで，レーザーで切除を行っても病理組織検査は可能である（図9d）．

　【照射条件】
　HLLT：出力3W，照射時間約30秒．on time 0.060S, off time 0.0050s の super pulse mode．
　照射距離…照射野から約1mm離す

上唇小帯切除術

　レーザーによる上唇小帯切除の術式を図10に示す．小帯部付着部より小帯に沿って一次切開を行う（図10b）．このとき，口唇を上方へ持ち上げると小帯が緊張するので，処置は容易になる．一次切開後の創部は縦長の形態になる（図10c）．さらに口唇側の創面にレーザーを追加照射し，二次切開として口唇側の余分な結合組織を蒸散させると，創部は横長となり（図10d），術後の後戻りが少なくなる[1〜3]．

　上唇小帯が高位付着である症例（図10e）．レーザー照射にて切開を行った（図10f）．術後1日では疼痛などの不快症状もなく，ベラークで覆われている（図10g）．術後1週間でほぼ治癒している（図10h）．術後の治癒が早いこともレーザー治療の利点であるが，後戻りが少ないことも特徴である[1〜3]（図11）．

Chapter 14

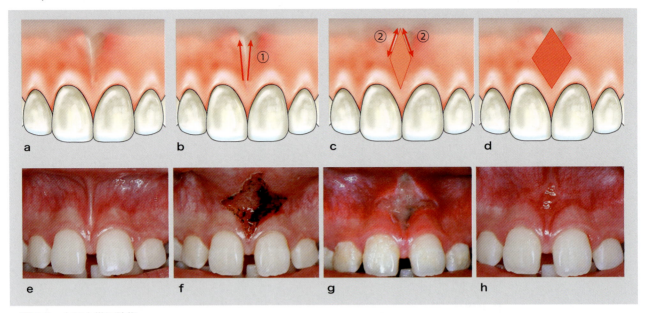

図10 上唇小帯切除術
a：模式図．b：一次切開．c：一次切開後の創面と二次切開の位置．d：二次切開後の創面．e：上唇小帯が高位付着である．f：レーザーにて上唇小帯切除．g：術後1日．ベラークが創面を覆っている．h：術後1週間．ほぼ治癒している

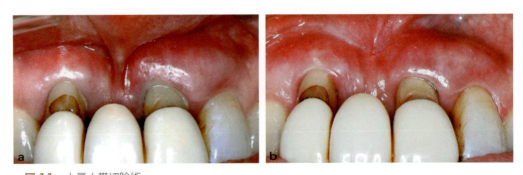

図11 上唇小帯切除術
a：術前．b：術後2年6カ月．後戻りは認められない

【照射条件】

HLLT：出力3W，照射時間約3分．on time 0.060S, off time 0.0050s の super pulse mode．

照射距離…照射野から約1mm離す

術後管理

レーザー治療後には創面部を強く払拭しないこと，口内を強くゆすがないこと等，外科処置後の注意事項に準じた患者への指導が必要である．創面を強く払拭するとベラークが剥離してしまい，創面が露出するので術後疼痛や感染のリスクが高まる．ベラーク

が正常組織に置換される1～2週間は口腔内清掃時もソフトタッチで触れるようにする[1].

上唇小帯および頰小帯切除の術後管理は，術後1週間程度で頰や口唇を膨らませる運動を指導することで後戻り防止につながる[1].

術後の疼痛や腫脹に対してはLLLTが有効であると報告されている．術後の消毒や洗浄に加えて，創部や疼痛出現部位周囲に照射することで消炎効果をもたらす[1].

文献

1) 青木　章，和泉雄一．歯科用レーザー120％活用術．デンタルダイヤモンド社，2012．
2) Lomke MA. Clinical applications of dental lasers. Gen Dent. 2009; 57(1): 47-59.
3) Parker S. Lasers and soft tissue: 'loose' soft tissue surgery. Br Dent J. 2007; 202(4): 185-191.
4) Fukuoka H, et al. Influence of carbon dioxide laser irradiation on the healing process of extraction sockets. Acta Odontol Scand. 2011; 69(1): 33-40.
5) 福岡宏士ほか．CO2レーザー照射によるラット抜歯創治癒過程における筋線維芽細胞およびTGF-β1の動態．日レ歯誌．2011；22：93-99．
6) 大郷友規ほか．ラット抜歯窩への炭酸ガスレーザー照射による創傷治癒過程における組織学的解析．日レ歯誌．2014；25：75-81．
7) de Freitas AC, et al. Assessment of the behavior of myofibroblasts on scalpel and CO(2) laser wounds: an immunohistochemical study in rats. J Clin Laser Med Surg. 2002; 20(4): 221-225.
8) Jin JY, et al. A comparative study of wound healing following incision with a scalpel, diode laser or Er,Cr:YSGG laser in guinea pig oral mucosa: A histological and immunohistochemical analysis. Acta Odontol Scand. 2010; 68(4): 232-238.

索引

【あ】

アンテリアループ …………………12,99
移植歯 ………………………………45
イスムス ……………………………59,67
インプラント ………………………17,30,92
オトガイ下動脈 ……………………99,100,129
オトガイ孔 …………………………10,12,97,99
オトガイ神経 ………………………12,97,99
オトガイ動脈 ………………………13

【か】

外斜線 ………………………………97
下顎管 ………………………………10,54,94,96,99
下顎孔 ………………………………10
下顎孔伝達麻酔法 …………………38
下顎小舌 ……………………………41
下顎埋伏智歯 ………………………44
顎下隙 ………………………………146
顎下腺管 ……………………………18
顎舌骨筋 ……………………………146
下歯槽神経 …………10,18,38,40,44,93,99,100
下歯槽動脈 …………………………99
気道狭窄 ……………………………142
臼後管 ………………………………10
臼後孔 ………………………………54
頰神経 ………………………………38
外科的歯内療法 ……………………62,63
結合組織移植術 ……………………102
血流 …………………………………20
減張切開 ……………………………104,106
抗凝固薬 ……………………………28,32,38
口腔底 ………………………………18,146
抗血小板薬 …………………………38
抗血栓療法 …………………………28
後上歯槽動脈 ………………………30,42,92,111
骨膜減張切開 ………………………12,29

【さ】

歯根端切除（術） …………………63,152
歯根膜 ………………………79,118,124,134,136,138
歯肉溝切開 …………………………97
縦切開 ………………………………65,97,104
出血傾向 ……………………………28,35
上顎洞 ………………………………17,92,106
上顎洞隔壁 …………………………111
上顎洞底挙上術 ……………………92,106
小帯切除 ……………………………152
静脈内鎮静法 ………………………97
切開線 ………………………………20
舌下隙 ………………………………146

舌下小丘	116
舌下動脈	129
舌下ヒダ	116, 146
切歯孔	16
舌小帯	114, 116
舌神経	18, 38, 49, 53, 97, 99, 100
舌神経麻痺	40
舌側孔	14, 100
前癌病変	151
全層弁	97
前鼻棘	104, 106
側方舌側孔	100

【た】

大口蓋孔	15, 31, 88
大口蓋動脈	31, 88
蝶下顎靱帯	41

【な】

内斜線	38

【は】

バイタルサイン	23
パノラマX線写真	44, 45
バリエーション	10
皮下組織	23
副オトガイ孔	14

【ま】

マイクロスコープ	63, 66〜68

【や】

翼突下顎隙	10, 18, 38, 41
翼突下顎ヒダ（縫線）	38

【わ】

ワルファリン	28, 32

【A】

CBCT	10, 12, 44, 46, 92, 94, 99
CO_2 レーザー	150
Er：YAG レーザー	150
Moorrees	130
Nd：YAG レーザー	150
Pell & Gregory 分類	46
Underwood 隔壁	111

編著者一覧

【編者代表】

岩永　譲　　久留米大学医学部　解剖学講座 肉眼・臨床解剖部門，歯科口腔医療センター，Seattle Science Foundation

【編者】

伊原木聰一郎　岡山大学大学院医歯薬学総合研究科　腫瘍制御学講座　口腔顎顔面外科学分野
築山　鉄平　　つきやま歯科医院 専門医療センター，Department of Periodontology, Tufts University School of Dental Medicine
丸尾　勝一郎　神奈川歯科大学　口腔統合医療学講座

【著者】（五十音順）

飯田　昌樹　　横浜市立大学大学院医学研究科　顎顔面口腔機能制御学
伊原木聰一郎　岡山大学大学院医歯薬学総合研究科　腫瘍制御学講座　口腔顎顔面外科学分野
岩永　譲　　　久留米大学医学部　解剖学講座 肉眼・臨床解剖部門，歯科口腔医療センター，Seattle Science Foundation
奥井　達雄　　岡山大学大学院医歯薬学総合研究科　腫瘍制御学講座　口腔顎顔面外科学分野
嘉村　康彦　　Division of Endodontics, Columbia University College of Dental Medicine
喜久田翔伍　　久留米大学医学部　歯科口腔医療センター
芝　多佳彦　　東京医科歯科大学大学院医歯学総合研究科　生体支持組織学講座　歯周病学分野，サンライズ歯科医院
白本　幸士　　ホワイトデンタルオフィス半蔵門
竹内　尚士　　医療法人尚文会 竹内歯科，鹿児島大学大学院医歯学総合研究科 先進治療科学専攻 顎顔面機能再建学講座 歯周病学分野
築山　鉄平　　つきやま歯科医院 専門医療センター，Department of Periodontology, Tufts University School of Dental Medicine
福岡　宏士　　福岡歯科医院（さつま町）
松下　祐樹　　University of Michigan School of Dentistry
丸尾　勝一郎　神奈川歯科大学　口腔統合医療学講座
吉岡　德枝　　岡山大学大学院医歯薬学総合研究科　腫瘍制御学講座　口腔顎顔面外科学分野
渡部　功一　　久留米大学医学部　解剖学講座 肉眼・臨床解剖部門

すべての歯科医師のための臨床解剖学に基づいた
Comprehensive Dental Surgery　　ISBN978-4-263-44491-7

2017年4月1日　第1版第1刷発行

編者代表　岩　永　　　譲
発行者　　白　石　泰　夫
発行所　　医歯薬出版株式会社

〒113-8612　東京都文京区本駒込 1-7-10
TEL. (03)5395-7638(編集)・7630(販売)
FAX. (03)5395-7639(編集)・7633(販売)
http://www.ishiyaku.co.jp/
郵便振替番号　00190-5-13816

乱丁，落丁の際はお取り替えいたします　　印刷・第一印刷所／製本・皆川製本所
© Ishiyaku Publishers, Inc., 2017. Printed in Japan

本書の複製権・翻訳権・翻案権・上映権・譲渡権・貸与権・公衆送信権（送信可能化権を含む）・口述権は，医歯薬出版㈱が保有します．

本書を無断で複製する行為（コピー，スキャン，デジタルデータ化など）は，「私的使用のための複製」などの著作権法上の限られた例外を除き禁じられています．また私的使用に該当する場合であっても，請負業者等の第三者に依頼し上記の行為を行うことは違法となります．

JCOPY <㈳出版者著作権管理機構　委託出版物>

本書を複写される場合は，そのつど事前に㈳出版者著作権管理機構（電話 03-3513-6969，FAX 03-3513-6979，e-mail: info@jcopy.or.jp）の許諾を得てください．